# EL FARMACÉUTICO COMUNITARIO Y LA ATENCIÓN A LA POBLACIÓN LGBT

José López Guzmán

# EL FARMACÉUTICO COMUNITARIO Y LA ATENCIÓN A LA POBLACIÓN LGBT

Granada, 2020

*colección:*
**BIBLIOTECA DE DERECHO Y CIENCIAS DE LA VIDA**

*director:*
Carlos María Romeo Casabona



Editorial Comares, S.L.
Polígono Juncaril
C/ Baza, parcela 208
18220 Albolote (Granada)
Tlf.: 958 465 382
https://www.comares.com • E-mail: libreriacomares@comares.com
https://www.facebook.com/Comares • https://twitter.com/comareseditor
https://www.instagram.com/editorialcomares/

ISBN: 978-84-9045-971-3 • Depósito legal: GR. 480/2020

Fotocomposición, impresión y encuadernación: Comares

*Integration of equity, human rights, gender and social determinants of health requires cooperation of a large and diverse group of actors across the Organization. Lessons from past experiences suggest that having the right tools and structures is not enough – continuous attention to the people's part and adjustments to the process are required.*[1]

World Health Organization, 2015

[1] WHO. Integrating equity, gender, human rights and social determinants into the work of WHO. Roadmap for action (2014-2019). Geneva: World Health Organization, 2015; 16.

# SUMARIO

# INTRODUCCIÓN

Los farmacéuticos comunitarios se encuentran en una posición privilegiada para ayudar a la población en sus necesidades de ámbito sanitario. La cercanía, la inmediatez, la profesionalidad y el clima afectivo de estos profesionales son elementos a tener en consideración y que, por otra parte, adquieren una gran relevancia en el caso de poblaciones minoritarias o marginales que puedan tener más problemas en el acceso adecuado a una eficiente atención sanitaria. Uno de los colectivos que se pueden encontrar en una situación especial, que requieren de una atención particular por parte de los farmacéuticos, es el de los pacientes con diferentes orientaciones sexuales o identidades de género[1]. Ese especial cuidado viene determinado por la necesidad de crear un ámbito desprovisto de estereotipos que pueda poner en riesgo la efectiva asistencia sanitaria del paciente, una asistencia basada en un clima de confianza que se sustenta en el respeto por cada paciente, sea cual sea su procedencia, situación o condiciones sociales, físicas, ideológicas, etc. En este aspecto también hay que hacer una referencia a la legislación ya que la práctica sanitaria se encuadra en ese marco y, en muchas ocasiones, viene condicionada por el mismo. Por ejemplo, hasta hace poco tiempo la protección de las personas con otra orientación sexual quedaba relegada a clausulas generales referidas al principio de igualdad, tratando la identidad de género desde un enfoque patologizador. Sin embargo, actualmente, se abordan desde la

[1] «Mientras que el sexo se refiere a la clasificación de hombre o mujer según los órganos reproductivos y la función asignada por el componente genético, el género se refiere a la autorrepresentación de una persona como hombre o mujer que incluye las influencias sociales y culturales en su cognición, emoción, comportamiento y elecciones». Gómez-Gil, E., Gómez, A., Cañizares, S., Guillamón, A. *et al.* Clinical utility of the Bem Sex Role Inventory (BSRI) in the Spanish transexual and nontranssexual population. Journal of Personality Assessment, 201; 1-2. DOI: 10.1080/00223891.2011.650302.

perspectiva de los derechos humanos[2]. Esta situación tiene su reflejo en la legislación sanitaria[3] y, por lo tanto, en la práctica sanitaria.

Ese respeto y cuidado al que se ha hecho referencia en el apartado anterior, asentado en la buena praxis del profesional sanitario y en el respeto al paciente (que es una manifestación específica del respeto debido a cualquier ser humano en cuanto poseedor de una dignidad humana[4]), puede tener unas especiales manifestaciones en el trato que se proporciona a la población LGBT, principalmente en las personas con confusiones de identidad de género que presentan situaciones específicas en las que se requiere la implicación del farmacéutico, como elemento indispensable de protección y seguridad de su salud. En este sentido, se puede hacer alusión a la demanda de medicamentos no experimentados para esa población y utilizados durante largos periodo de tiempo[5]; las expectativas poco realistas que suelen tener los usuarios sobre la evolución de los tratamientos; y lo que en nuestra sociedad implica sentirse «miembro del sexo opuesto»[6].

Pese a la necesidad de que los farmacéuticos se sientan implicados en los requerimientos específicos de la población LGBT[7], la bibliografía muestra que hay un olvido generalizado de ellos como se pone en evidencia, muy notoriamente, en los programas de tratamiento de las personas transexuales[8]. Situación que se confirma en la ausencia

[2] Belsué, K. *Sexo, género y transexualidad: de los desafíos teóricos a las debilidades de la legislación española. Acciones e Investigaciones Sociales*, 2011; 29: 22. Veáse los principios de Yogyakarta: http://yogyakartaprinciples.org/

[3] Soley-Beltran mantiene que es importante «guardar, desde los ámbitos personal, social y político, una distancia crítica respecto a unos ideales de género irrealizables, sin menoscabar la necesidad de cierto grado de visibilización de colectivos identitarios con el fin de luchar por sus derechos humanos a la salud y a una vida sin violencia». Soley-Beltran, P., *Transexualidad y transgénero: una perspectiva bioética. Revista de Bioétioca y Derecho*, 2014; 30: 37.

[4] Aparisi, A, Castilla de Cortazar B, Miranda M., *Los discursos sobre el género: algunas influencias en el ordenamiento jurídico español*. Valencia: Tirant lo Blanch, 2017.

[5] González Vázquez MC, López Guzmán J. Medicamentos off-label: cuestiones terminológicas y conceptuales. Index de Enfermería, 2017; 26 (4): 292-4.

[6] Gooren, LJ., *Care of transexual persons. The New England Journal of Medicine*, 2011; 364; 13: 1252.

[7] Maxwell, E, Salch, S, Boliko, M, Anakwe-Charles, G., *Discrepancies in lesbian, gay, bisexual, and transgender patient care and how Pharmacists can support an evolved practice. American Journal of Pharmaceutical Education*, 2017; 81 (7): 6181.

[8] Por ejemplo, en «Endocrine Therapy for Trasgender adults in British Columbia: suggested guidelines» se indica que «el documento está destinado a ayudar a los endocrinos, médicos de familia y enfermeras cuyos pacientes pueden solicitar medicamentos de feminización/masculinización», olvidando a los farmacéuticos que son pieza clave cuando se trata de los medicamentos. Goldberg, J., Lindenberg, D., Hunt R., *Endocrine therapy for transgender adults in British Columnbia: suggested guidelines. Vancouver: Transgender Health Program*, 2006; iii. En el caso español se puede hacer referencia al documento de la Consejería de Salud de la Junta de Andalucía, del año 2016, que se ocupa del proceso asistencial integrado de atención sanitaria a personas transexuales en la infancia y adolescencia. Se indica que la atención sanitaria a personas transexuales en el Sistema sanitario Público de Andalucía está garantizado

de farmacéuticos en los equipos multidisciplinares que se ocupan de cuestiones específicas de ese sector de la población. Algo que es, a todas luces, incomprensible ya que, en muchas ocasiones, como es el caso de los transexuales[9], tienen una constante y, en ocasiones, complicada sujeción a tratamientos farmacológicos.

Sin embargo, y esto es algo positivo, en los estudios centrados en la opinión de los farmacéuticos se muestra que el propio colectivo es consciente de su importante labor en este campo[10]. Aunque son pocas las referencias, guías u orientaciones realizadas al sector farmacéutico de cómo deben atender y aconsejar a la población LGBT. No obstante, en los últimos años se está observando un mayor interés en la formación de los farmacéuticos en lo que atañe a la asistencia a personas LGBT, incluso desde las propias aulas universitarias con cursos de capacitación[11].

Las lagunas de formación de los farmacéuticos o de su inclusión en equipos multidisciplinares que atienden a la población LGBT deben ser subsanadas, tanto por el bien de la persona del citado colectivo como por la del propio profesional de la Farmacia. Por ejemplo, un informe de la National Transgender Discrimination Survey[12] afirma que las personas transgénero y no conformes con el género a menudo experimentan discriminación cuando acceden a la atención médica, desde la falta de respeto y el acoso hasta la violencia y la negación directa del servicio. Estas realidades, combinadas con la ignorancia generalizada de los proveedores sobre las necesidades de salud de las personas transgénero y no conformes con el género, les impiden recibir atención médica de calidad.

En los siguientes apartados se realizará una aproximación a la asistencia sanitaria que reciben, y que deben recibir, los integrantes del colectivo LGBT. Posteriormente, el estudio se centrará en la atención farmacéutica a este sector de la población.

---

por las Unidades de Atención a Personas Transexuales (UAPT) que cuentan con Comités provinciales constituidos, como mínimo, por «profesionales de Endocrinología, Ginecología y Obstetricia, Cirugía General y Digestiva, Cirugía Plástica y reparadora, Urología, Medicina Física y Rehabilitación, Otorrinolaringología, Salud Mental y, en las UAPT que atienden a menores de 14 años, Pediatras Endocrinos». Tinahones, F.J. (Coord.). *Proceso asitencial integrado. Atención sanitaria a personas transexuales en la infancia y adolescencia*. Junta de Andalucía. Consejería de Salud, 2016; 41.

9 En los últimos años se aprecia el comienzo en la inclusión de farmacéuticos en equipos multidisciplinares de atención a transexuales. Este es el caso del World Professional Association for Transgender Health EMR Working Group: Deutsch, M.B., Green, J., Keatley, J, Mayer, G., Hastings, J., Hall, A.M., *Electronic medical records and the transgender patient: recommendations from the World Professional Association for Transgender Heallth EMR Working Group*. J Am Med Inform Assoc, 2013; 20: 700-3.

10 Leach, C., Layson-Wolf C. Survey of community pharmacy residents' perceptions of transgender health management. J Am Pharm Assoc, 2003; 56(4): 441-5.

11 Jacobson, A.N., Matson, K.L., Mathews, J.L., Parkhill AL, Scartabello T.A., *Lesbian, gay, bisexual, and transgender inclusion*: *survey of campus climate in colleges and schools of pharmacy*. Currents in Pharmacy Teaching and Learning, 2017; 9: 61.

12 Grant, J.M., Mottet, L.A., Tanis, J., *et al.*, *Injustice at every turn. The National Gay and Lesbian Task Force and The National Center for Transgender Equalty*, 2011; 72.

## Capítulo primero
# LA ATENCIÓN SANITARIA A LA POBLACIÓN LGBT

### I. Universidad y no discriminación en la atención sanitaria

El trato que dispensa el farmacéutico a cualquier persona tiene que estar mediado por el problema que causa la consulta y no puede estar condicionado por la raza, situación económica, edad, orientación sexual, etc. de quien la realiza. El paciente, cliente o usuario requiere o necesita de una atención que debe ser dispensada por el farmacéutico dentro de su ámbito de competencias. Negar una atención a una persona por existir un riesgo de infección[1], por tener una determinada creencia religiosa o una orientación sexual distinta a la esperada sería, simplemente, un acto de mala praxis. El farmacéutico es un profesional sanitario que debe ejercer su labor con rigor y profesionalidad. Por ello, será necesario establecer los medios para que ningún cliente, usuario o paciente tenga reparos para acceder a un establecimiento sanitario y, mucho menos, para que sea rechazada su atención en ellos. Hay datos que alertan sobre esta situación, por ejemplo, *The Center of Excellence for Transgender Health (CoE) de la Universidad de California – San Francisco* afirma que es un hecho demostrado que las personas transgénero encuentran una serie de barreras para acceder a la atención primaria de salud. En este sentido, en una encuesta realizada en 2006, a más de 600

[1] Un debate ético que estuvo muy presente ante la negativa de algunos profesionales sanitarios a atender a pacientes con VIH. Cabe destacar las referencias que existen sobre la actitud de los odontólogos (Esquivel P.L., Fernández, C.L., Magis R.C., *Actitudes de rechazo hacia el paciente infectado por VIH, en la práctica odontológica. Revista de la Asociación Dental Mexicana*, 2000; 6: 214-217). En el caso de Enfermería, Aguilera señala que algunas enfermeras pueden generar, con su actitud de rechazo, estigmatización del paciente. Situación que la autora llega a concretar que es más frecuente en pacientes «contagiados por actividades relacionadas con el uso de drogas y relaciones sexuales» que con los de transmisión maternal o trasfusiones de sangre (Aguilera, A., *Conductas y actitudes del personal de enfermería en el cuidado de pacientes VIH/sida: acercamiento a la realidad social. Enfermería Docente*, 2008; 88:31-35).

personas transgénero en California, se encontró que el 30% pospuso la búsqueda de atención médica debido a una falta de respeto o discriminación previas. Por su parte, la Encuesta Nacional de Discriminación de Personas Transgénero de 2011, realizada a más de 6000 personas transgénero en los 50 Estados de EE. UU., determinó que al 28% se le retrasó la atención y a un 19% se les llegó a negar la atención debido a planteamientos discriminatorios[2]. Estos datos vienen a avalar la necesidad de seguir estudiando y trabajando en pos de ofrecer las herramientas suficentes[3] para que ninguna persona, por cuestión de género, se encuentre incómoda en un centro sanitario o que, incluso, se vea tan condicionada que pueda rehusar asistir a una consulta o a recibir un tratamiento.

## 1. La atención sanitaria a colectivos vulnerables

Un aspecto que es necesario considerar es el de si se considera que es conveniente o necesario que se adopte una especial sensibilidad ante ciertos sectores de la población minoritarios o más vulnerables[4]. Considero que hay numerosas razones que avalan una contestación positiva, pero siempre con la premisa apuntada en el párrafo anterior: la base es la buena praxis profesional que se sustenta en atender a todos los pacientes según sus necesidades y cuidando el rigor profesional. De hecho, antes de hacer referencia a las poblaciones vulnerables hay que atender a una cuestión previa, la necesidad de contemplar los indicadores de salud para evitar desigualdades en la asistencia sanitaria. En este sentido, como indica Colomer, las ciencias de la salud «se han ocupado fundamentalmente de la biología y, por tanto, de los aspectos de la salud ligados al sexo, no al género. Al igual que la clase social no existía para la medicina, tampoco existía el género»[5]. Ya se ha indicado que muchos autores usan el

[2] Deutsch M.B. (ed.). *Guidelines for the primary and gender-affirming care of transgender and gender nonbinary people*. San Francisco: Universidad de California, 2016; 2.

[3] Entre estas herramientas también se encuentran las legales que prohibirán, permitirán o favorecerán ciertos tipos de acciones o estrategias. Megías J.J., *La irrelevancia jurídica de la diferencicación sexual en el consejo de Europa*. En: Aparisi, A., *Persona y género*. Pamplona: Thomson Reuters Aranzadi, 2011; 153-203. Por ello, en algunos casos el agente sanitario tendrá que estudiar cual es la situación legal de una determinada atención, en una sociedad y tiempo concreto. Por ejemplo, se puede pensar en cuestiones derivadas de la cobertura de los seguros médicos, de la posibilidad de acceso a la reproducción assitida, etc. Romeu A, Monzó A, López V, Duque C.C., *et al.*, *Orientación sexual y deseo reproductivo*. Revista Iberoamericana de Fertilidad y Reproducción humana, 2015; 32 (2): 27-41.

[4] «La vulnerabilidad no es una situación excepcional en la condición humana, sino que es una parte esencial de su estructura interna» (Sartea C. La dignidad del vulnerable no tiene precio. Lo que puede hacer el bioderecho para salvarnos de la trampa economicista. Cuadernos de Bioética, 2017; XXVIII: 104). Lo que cambia es como, cuando y en quien se manifiesta, ante lo cual habrá que luchar para crear el clima necesario para evitar posibles discriminaciones.

[5] Colomer Revuelta, C., *El sexo de los indicadores y el género de las desigualdades*. Rev Esp Salud Pública, 2007; 81: 91.

género para constructos que son sociales y el sexo para constructos que son biológicos, sin embargo, va siendo frecuente encontrar autores que utilizan indistintamente los términos sexo y género, algo que, como se demostrará más adelante, puede tener una repercusión negativa en la salud de los individuos[6].

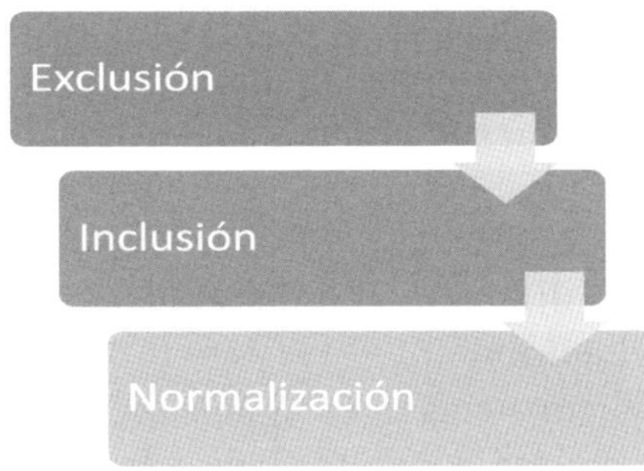


**Figura 1:** Proceso que se ha seguido en la atención sanitaria a la población LGBT.

Desde distintos sectores se destaca que las personas lesbianas, gays, bisexuales y transgénero (LGBT) se enfrentan a discriminación en el ámbito de la atención médica y que esas disparidades pueden estar relacionadas con el estigma sexual y social[7]. Este es el caso de la American Geriatrics Society que estima que proporcionar atención médica de alta calidad para adultos mayores LGBT «requerirá pasos activos por parte de organizaciones, instituciones, grupos de defensa y profesionales de la salud que creen un ambiente libre de discriminación»[8]. Esta declaración fue desarrollada por el Comité de Ética de la Sociedad Estadounidense de Geriatría (AGS) y expone la visión del AGS para la atención de adultos mayores LGBT y los pasos específicos que se pueden tomar para garantizar que reciban la atención que necesitan. Es fácil estar de acuerdo con el citado pronunciamiento, hay que anticiparse a cualquier problema sanitario que se pueda suscitar, más aún en sectores de la población minoritarios o que pueden verse sometidos a problemas de estigmatización o rechazo, pero ello sin atentar a la equidad[9] de la población. Es decir, sin generar problemas donde no

[6] Gómez-Gil, E., Gómez, A., Cañizares, S., Guillamón, A. *et al.*, *Clinical utility of the Bem Sex Role Inventory (BSRI) in the Spanish transexual and nontranssexual population. Journal of Personality Assessment*, 201; 2. DOI: 10.1080/00223891.2011.650302.

[7] Lim, F.A., Brown, D.V., Jr, Justin Kim, S.M., *Addressing health care disparities in the lesbian, gay, bisexual, and transgender population: a review of best practices*. Am J Nurs, 2014; 114 (6): 24-34.

[8] American Geriatrics Society Ethcs Committee. American Geriatrics Society care of lesbian, gay, bisexual, and transgender older adults position statement: American Geriatrics Society Ethics Committee. J Am Geriatr Soc, 2015; 63 (3): 423-6.

[9] Equidad y justicia van a estar en constante relación ya que la equidad en salud es un concepto multidimensional que incluye aspectos relacionados con el logro de la salud y la posibilidad de lograr buena salud, y no solo con la distribución de la atención sanitaria. «Pero la equidad requiere de la justicia

los hay. En este sentido, un farmacéutico no tiene necesidad de saber la orientación sexual de su paciente o cliente, a no ser que ese sea un dato importante en la asistencia. Hay una clara diferencia entre no discriminar a nadie y aislar a un grupo para otorgarle una protección especial. No hay duda de que esto último será necesario en ocasiones, como el de los disminuidos síquicos para que no se cometan abusos con ellos. Sin embargo, en otros colectivos esta situación de excepcionalidad se puede volver contra ellos al conducir a la citada población a un gueto que pueda llegar a dificultar su efectiva integración social. Para avalar la anterior afirmación se puede pensar en lo que supone incluir en el temario de grado de Farmacia o Medicina una formación específica para atender a la población LGBT, esa decisión le otorgaría a ese colectivo un marchamo diferente al de la población general conduciéndole al fenómeno denominado del «otro»[10].

Otra cuestión que requiere atención es la alusión, cada vez más frecuente, de la necesidad de fomentar y potenciar la investigación sobre el colectivo LGBT. Este planteamiento requiere una contestación en línea con lo sostenido en el párrafo anterior: investigar todo lo que sea necesario, pero manteniendo la imprescindible equidad. De ahí que resulte difícil entender afirmaciones como las de Coulter y col.: «se justifican las políticas que designan públicamente a las personas LGBT como poblaciones prioritarias para la investigación (…). Además, los problemas de salud experimentados por las poblaciones LGBT deben recibir prioridad en la financiación»[11]. Antes de continuar considero preciso realizar una aclaración, la siguiente reflexión está orientada a la investigación sanitaria, otra cuestión es, por ejemplo, la investigación sociológica que no es el objeto de este trabajo, y que ofrece un marco distinto en el que hay que incorporar otros parámetros que justificarían una especial intervención por parte de los investigadores. Hecha esta salvedad, y como ya se ha indicado anteriormente, la gran mayoría de las características y de los problemas del colectivo LGBT coinciden con los del resto de la población, por lo que plantear diferencias en la prioridad o financiación de la investigación puede suponer un factor de injusticia y, por ende, de discriminación al

---

de los procesos y, por lo tanto, debe prestar atención a la ausencia de discriminación en la prestación de la asistencia sanitaria. Además, un buen compromiso con la equidad en salud también necesita que las consideraciones sobre la salud se integren en los temas más amplios de la justicia social y de la equidad global, prestando suficiente atención a la versatilidad de los recursos y a las diferencias de alcance e impacto de los diferentes acuerdos sociales». Sen A. ¿Por qué la equidad en salud? Rev Panam Salud Pública, 2002; 5-6: 308.

[10] Schweiger-Whalen, L., Noe, S., Lynch, S., Summers, L., Adams, E., *Converging cultures: partnering in affirmative and inclusive health care for members of the lesbian, gay, bisexual, and transgender community. Journal of the American Psychiatric Nurses Association*, 2018:1078390318820127. doi: 10.1177/1078390318820127. [Epub ahead of print]

[11] Coulter R.W.S., Kenst K.S., Bowen D.J., Scout, *Research funded by the National Institutes of Health on the Health of lesbian, gay, bisexual and transgender populations*. Am J Public Health, 2014; 104 (2): e105-e112.

desgajar a un grupo determinado, sin justificación, del resto de la sociedad[12]. Algo que, por otra parte, también puede llevar a patologizar ciertas situaciones[13], o a un grado de homofobia por parte de una sociedad que no entiende la razón de un trato preferencial[14]. No obstante, considero que hay una excepción, me refiero a la población transexual que, por sus especiales particularidades, sí que necesitan de un trato distinto en atención e investigación[15].

En relación con lo señalado en los párrafos anteriores se puede afirmar que el conocimiento de la realidad del colectivo LGBT queda dentro de lo que se ha denominado adquisición de competencias culturales. Un proceso que ha sido trabajado por distintos autores en distintas áreas y que se puede definir como «el conjunto de conocimientos, actitudes, conductas, y en su caso políticas y programas, que confluyen en una persona, organismo o sistema que le capacitan para trabajar (convivir, ser implementado, etc.) con eficacia en contextos interculturales»[16]. Campinha-Bacote lo ha aplicado a la prestación de asistencia sanitaria: el proceso de competencia cultural en la prestación de servicios de asistencia sanitaria. El modelo propuesto por Campinha-Bacote considera la competencia cultural como «el proceso continuo en el que el proveedor de atención médica se esfuerza continuamente por lograr la capacidad de trabajar efectivamente dentro del contexto cultural del cliente (individuo, familia, comunidad). Este proceso continuo implica la integración de la conciencia cultural, el conocimiento cultural, la habilidad cultural, los encuentros culturales y el deseo cultural»[17]. En Farmacia, la competencia cultural es un concepto emergente (menos

[12] The National Institures of Health (US) mantiene sobre esta cuestión que, en general, los problemas de salud con los que se enfrenta la población LGBT «serían los mismos que los que enfrenta el resto de la humanidad. Solo unos pocos factores se destacarían específicamente para las personas LGBT. Habría pocas razones para que el Instituto emitiera un informe sobre cuestiones de salud LGBT». Institute of Medicine (US). The health of lesbian, gay, bisexual, and transgender people. Washington: National Academies Press (US), 2011.

[13] Mas cuestiona que los recursos sanitarios a la población transexual se entiendan como un derecho sujeto a requisitos clínicos, algo que hay que recordar que es requerido en cualquier otra situación en la que se solicita un respaldo económico desde el sector sanitario. Mas, J., *Del transexualismo a la disforia de género en el DSM. Cambios terminológicos, misma esencia patologizante. Revista Internacional de Sociología*, 2017; 75 (2): e059 doi:http://dx.doi.org/10.3989/ris.2017.75.2.15.63.

[14] Este mismo criterio se podría aplicar con las becas, así en un trabajo se alude a que llama la atención de que ninguna Facultad de Farmacia tenga un programa específico de becas para la población LGBT. Jacobson, A., Matson K.L., Mathews J.L., Parkhill A.L., Scartabello T.A., *Lesbian, gay, bisexual, and transgender inclusión: survey of campus climate in colleges and schools of pharmacy. Currents in Pharmacy Teaching and Learning*, 2017; 9: 61.

[15] Institute of Medicine (US). The health of lesbian, gay, bisexual, and transgender people. Washington: National Academies Press (US), 2011.

[16] Martínez, M.F., Martínez, J., Calzado, V., *La competencia cultural como referente de la diversidad humana en la prestación de servicios y la intervención social. Intervención Psicosocial*, 2006; 15 (3): 334.

[17] Campinha-Bacote, J., *The process of cultural competence in the delivery of healthcare services: a model of care. Journal of Transcultural Nursing*, 2002; 13 (3): 181-4.

desarrollado que en otras disciplinas afines como pueden ser la Medicina o la Enfermería), enfocado en un principio a encontrar la mejor manera de relacionarse con personas culturalmente y étnicamente diversas y que, actualmente, se extiende su aplicación a cuestiones de género[18].

La denominada competencia cultural también tiene sus detractores, por varios motivos. Uno de ellos, por ser fluctuante y poderse quedar en aspectos externos de los propios sujetos. Otra de razones por las que se cuestiona la competencia cultural es por ser «considerada como un artificio para continuar la segregación por razas y culturas y poder seguir marcando de esta forma a los individuos de los grupos minoritarios aún más»[19]. De ahí, que se esté proponiendo la «humildad cultural» como alternativa a la competencia cultural, de tal forma que se provoque «un cambio desde un enfoque hacia el dominio en la comprensión de los otros hasta un marco que requiera responsabilidad personal para, incluso, llegar a desafiar las barreras institucionales que afectan a las comunidades marginadas[20].

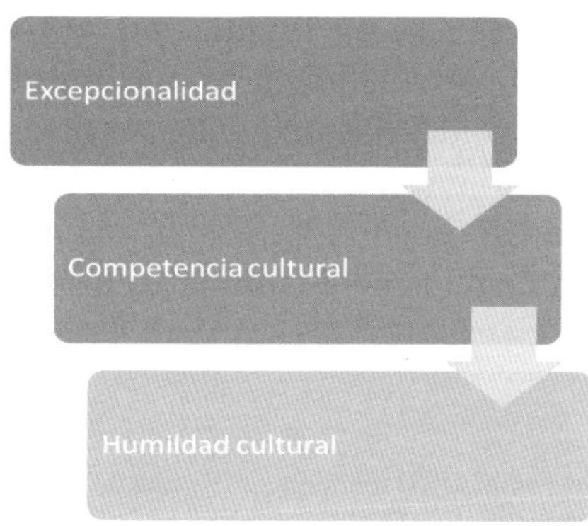


**Figura 2:** Proceso de adquisición del conocimiento sobre la realidad de la población LGBT.

[18] El problema se puede suscitar con los derechos culturales derivados de algunas opciones como la del multiculturalismo libertario que puede, por ejemplo, sustentar posiciones contrarias a los derechos de las mujeres, debido a la neutralidad del Estado en la concepción del bien. García Añón, J., *Derechos culturales y dimensión de género*. En: Monedero Atienza, C., Monedero Péres, J.L., *Género y derechos fundamentales*. Granada: Comares, 2010: 675-697.

[19] Osorio-Merchán, M., López, A.L., *Competencia cultural en salud: necesidad emergente en un mundo globalizado*. Index de Enfermería 2008; 17 (4): 266-70.

[20] Fisher-Borne, M., Montana, J., Martin, S.L., *From mastery to accountability: cultural humility as an alternative to cultural competence*. Social Work Education, 2015; 34: 165-81.

## 2. Praxis y fobia

Una situación que, tradicionalmente, ha sido fuente de discrepancia en la asistencia sanitaria es la de la negación de un tratamiento a un determinado paciente. El profesional sanitario, el farmacéutico en nuestro caso, se puede encontrar con una demanda que, bajo criterios técnicos y profesionales, no considere oportuna. En ese caso y en función de la buena praxis profesional, basada en la evidencia científica, tendrá que informar al paciente de que aquel tratamiento es incorrecto o no adecuado y, por lo tanto, indicarle que no podrá dispensárselo en esas condiciones[21]. Por ejemplo, si un anciano solicita un medicamento que no necesita, o que no es apropiado para él en ese momento, no se puede ser condescendientes y dispensárselo porque se tenga la percepción de que es muy vulnerable y necesita una mayor comprensión. Sería un acto de complacencia que iría en contra de la praxis profesional y que, por otra parte, podría perjudicar la salud y economía del paciente. Esta misma línea argumental se puede extrapolar al trato profesional sanitario ofrecido a homosexuales, bisexuales, transexuales y lesbianas. Ninguno de estos colectivos se debe quedar sin un tratamiento que necesite, pero tampoco se puede obligar a un farmacéutico a tomar una decisión que sea contraria a su profesionalidad. Por ejemplo, si tiene que facilitar un medicamento fuera de ficha técnica a un transexual (algo que es habitual) tendrá que exigir, por el bien del paciente, todos los requisitos que la legislación vigente establece para ello sobre consentimiento informado, etc[22]. En ocasiones, estos controles e informaciones no se llevan a cabo con la profundidad necesaria, por miedo a que parezca que se pone cualquier obstáculo que pueda acarrear una sospecha de fobia. Esa falta de control puede perjudicar al paciente ya que ello redunda en su propia seguridad, en este caso al no cumplir los requisitos establecidos en el proceso de farmacovigilancia.

En el ámbito profesional hay que hacer alusión a un factor que está generando una presión en algunos agentes sanitarios que, incluso, les puede llevar a efectuar actos que no realizarían si se sintieran libres para ello. Me refiero a la presión social que se provoca cuando a alguien se le incluye el sufijo «fobo». En este sentido, me gustaría hacer una llamada a que, al igual que si un farmacéutico no facilita a un anciano un laxante que no necesita no se convierte en un gerontofobo, tampoco lo es el farmacéutico que requiere un consentimiento informado para dispensar un medicamento fuera de ficha técnica a un transexual.

Llegados a este punto es conviente detenernos a reflexionar sobre la homofobia y el heterosexismo. La homofobia, lesbianofobia, transfobia, etc. describen a los miedos irracionales y odio hacia aquellos individuos que transgreden, violan o difuminan las

[21] Se trataría de lo que se suele denominar objeción de ciencia, que no hay que confundir con la objeción de conciencia. López Guzmán, J. *¿Qué es la objeción de conciencia?* Pamplona: Eunsa, 2011.

[22] González Vázquez, M.C., López Guzmán, J., *Medicamentos off-label: cuestiones terminológicas y conceptuales*. Index de Enfermería, 2017; 26 (4): 292-4.

categorías de relaciones sexuales o de género dominantes en una sociedad dada[23]. En cuanto al heterosexismo, se considera que es una de las cuestiones que puede estar detrás de las anteriores fobias o que, en cualquier caso, puede ser factor de incomodo en las relaciones con los miembros del colectivo LGBT. El heterosexismo, «describe la suposición de que todo el mundo es heterosexual o debería ser» [24]. Pues bien, ese heterosexismo soporta distintas variantes: la del sujeto que tiene una visión heterosexual de las relaciones sexuales y otorga igual valor al que tiene otra perspectiva; la de aquel que tiene una visión heterosexual de las relaciones sexuales y considera que la contraria no es la adecuada, pero, sin embargo, es merecedora de respeto; y la de aquel que tiene una visión heterosexual de las relaciones sexuales y actúa en contra de aquellos que son contrarios a su criterio. Estos presupuestos, aplicados a las relaciones sanitarias, generan tres tipos de actitudes de distinto calado ético. Quedandonos en la dimensión deontologíca se puede desechar como mala praxis la tercera opción: cualquier actuación en contra de la paciente derivada de criterios de percepción y que son contrarios a su bien.

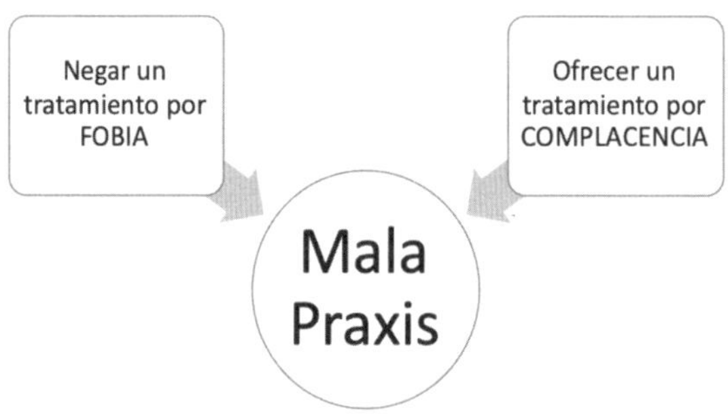


**Figura 3:** La negación de un tratamiento por fobia y su dispensación por complacencia son actos de la mala praxis profesional

En relación a lo señalado en el párrafo anterior, hay que reconocer que existen trabajos que ponen en evidencia que hay fobias entre el personal sanitario. Por ejemplo, se ha estudiado bastante el caso de las homofobias en enfermeras, médicos y odontólogos. En este sentido, un estudio de revisión de ocho investigaciones sobre el tema concluyó manteniendo que entre el 7 y el 16% de los estudiantes de enfermería

[23] Es difícil encontrar una definición consensuada sobre esta cuestión ya que según distintos autores se introducen aspectos mas o menos subjetivos. Por ejemplo, se puede considerar la homofobía, el homonegativismo… como distintas formas de actitud hostil hacia los homosexuales que, a su vez, conllevan actitudes diferentes de tolerancia y respeto. De la Espriella, R.; *Homofobia y siquiatría*. Colombia: Revista Colombiana de Psiquiatría, 2009; 4: 721.

[24] ALGBTIC Transgender Committee. ALGBTIC competencies for counselling transgender clients. The Center for Counseling Practice, Policy, and Research, 2009; 3.

presentaban algún grado de homofobia[25]. Ante esta situación no hay más que reiterar que cualquier tipo de discriminación en el ámbito sanitario debe ser rechazada. Pero de igual manera no se puede discriminar al profesional sanitario que, en función de su competencia técnica, no accede a la complacencia de un sujeto y, menos aún, aludiendo a acusaciones que pueden no ser ciertas. En conclusión, en la atención sanitaria no tienen cabida las fobias ni las demandas injustificadas, cualquier fobia debe ser denunciada y cualquier acto de acoso al farmacéutico, por atender a la buena praxis profesional, deberá ser denostado.

## II. El colectivo LGBT y el origen de la atención sanitaria

Uno de los grandes problemas conceptuales y dialécticos, en la atención sanitaria de personas de distintas orientaciones sexuales, es el de la determinación de si su definitiva orientación se considera una patología y, por esta causa, tienen que recibir un tratamiento o atención especial. Considero que este debate se va reduciendo ya que en los manuales de clasificación de enfermedades y en las guías de práctica sanitaria se deja constancia de que no son patologías[26]. Cuestión que, por otra parte, ha trascendido al derecho positivo, de tal forma que en muchos textos legales se condena específicamente que se asimile cualquier orientación sexual con una patología.

A pesar de lo mantenido en el anterior párrafo, el debate no está cerrado y continúa siendo una cuestión conflictiva porque si bien hay unanimidad en no considerar enfermos a aquellos que tienen orientaciones sexuales no mayoritarias, es frecuente que se les contemple de esa forma por requerir atenciones o tratamientos especiales. Es un tema que suscita una gran sensibilidad y, para clarificar esta cuestión, hay que partir de la diferenciación entre población con una patología y población con prevalencia de un cierto trastorno. Esta situación no es exclusiva del colectivo LGBT, ya que hay otros grupos de población que también la sufren. Por ejemplo, este es el caso de los ancianos. Nuestra sociedad «medicalizada» considera el envejecimiento como una enfermedad. Tanto es así que la Sociedad de Geriatría de los Estados Unidos de

[25] Campo-Arias, A., Herazo, E., Cogollo, Z., *Homofobia en estudiantes de enfermería*. Rev Esc Enferem USP, 2010; 44 (3): 839. Un sesgo en los trabajos revisados es que se califican como homofobos a los enfermeros que indican que la homosexualidad va en contra de sus creencias religiosas y los que tienen prevención en la atención de homosexuales para así reducir el riesgo de enfermedades, especialmente sida. Kan y col. cifran en un 15% los estudiantes de medicina con mayor prevención cuando los pacientes son homosexuales por el incremento en el riesgo de contagio: Kan, R.W.M., Au, K.P., Cheung, L.W.M., Lam, C.Y.Y., Liu, H.H.W., Wong, M.Y., Wong, W.C., *Homophobia in medical students of the University of Hong Kong*. Sex. Educ, 2009; 9 (1): 65-80.

[26] La patologización de la orientación sexual todavía es muy discutida en el caso de la transexualidad, siendo un elemento utilizado en el ámbito legal y político. Mas J. La patologización de la transexualidad: un mecanismo legitimador de nuestro sistema dual de género. Quaderns-e, 2013; 18 (1): 65-79.

América adoptó como lema: «age is not a disease»[27]. Efectivamente, el anciano no es un enfermo y supone una clara discriminación considerarlo como tal. No obstante, lo que sí es cierto es que la persona de edad avanzada tiene una mayor prevalencia de patologías que la persona joven. Esto mismo es lo que sucede con ciertos sujetos, como los homosexuales, que pueden verse más afectados por procesos depresivos, ansiedad, y abuso de sustancias, que sus homólogos heterosexuales[28], pero ello no justifica que se trate al homosexual como a un enfermo.

Por otra parte, integrar a todo el colectivo LGBT como un único «paciente» también es una forma de discriminar ya que no todos tienen las mismas necesidades ni la misma prevalencia de patologías. Es un hecho que no se puede obviar que tanto lesbianas, gays, bisexuales y transexuales comparten una serie de riesgos (trastornos de salud mental y abuso de sustancias) pero que, sin embargo, hay otras condiciones que varían según el grupo. Así, por ejemplo, el VIH en varones homosexuales es más frecuente que en lesbianas o que en la población heterosexual.

Ya se ha hecho alusión a que una de las cuestiones que se asocia con el colectivo LGBT es la de los trastornos mentales. Meyer[29] revisó la evidencia de la investigación sobre la prevalencia de los trastornos mentales en lesbianas, gays y bisexuales (LGB) y mostró, mediante metanálisis, que la población LGB tiene una mayor prevalencia de trastornos mentales que la heterosexual. Ahora bien, según el autor el problema del trastorno no es endógeno, sino que es producido por el ambiente. Meyer asocia la prevalencia del trastorno en términos de estrés minoritario, explicando que el estigma, los prejuicios y la discriminación crean un entorno social hostil y estresante que causa problemas de salud mental[30]. De tal manera que el citado autor apunta que «en una sociedad como la nuestra, donde los homosexuales son tratados uniformemente con menosprecio o desprecio -para no decir nada acerca de la absoluta hostilidad- sería sorprendente que un número considerable de ellos no sufriera una autoimagen deteriorada y un cierto grado de infelicidad con su estatus estigmatizado»[31]. Este

[27] Aunque la medicalización de la vejez ha tomado una gran dimensión en nuestra época, es algo que viene de mucho tiempo atrás como se puede observar en: Kemp R. Old age is not a disease. Lancet, 1962; 13 january: 94-96.

[28] JACOBSON, A., MATSON, K.L., MATHEWS, J.L., PARKHILL A.L., SCARTABELLO, T.A., *Lesbian, gay, bisexual, and transgender inclusión: survey of campus climate in colleges and schools of pharmacy. Currents in Pharmacy Teaching and Learning*, 2017; 9: 60.

[29] MAYER, I.H., *Prejudice, social stress & mental health in lesbian, gay, and bisexual populations: conceptual issues and research evidence*. Psychol Bull, 2003; 129 (5): 674.

[30] Selye considera que el sentido de armonía con el entorno es la base de una vida sana. SELYE, H., Stress and holistic medicine. Fam Community Health, 1980; 3 (2): 85-8.

[31] MAYER, I.H., *Prejudice, social stress & mental health in lesbian, gay, and bisexual populations: conceptual issues and research evidence*. Psychol Bull, 2003; 129 (5): 674. En el caso del colectivo LGBT se hace referencia a un «estigma aprobado», debido» a comportamientos explícitos que expresan estigma, como son los epítetos verbales, discriminación manifiesta e incluso violencia. Institute

hecho también se puede extrapolar a otros colectivos, por ejemplo, en esta época y en sociedades desarrolladas, es frecuente estigmatizar a aquellas parejas que no quieren utilizar métodos anticonceptivos en sus relaciones o que, tras varios hijos, no se esterilizan. Es cierto que, en los últimos años, las agresiones o discriminaciones son menos evidentes y se hace referencia a un nuevo termino que hay que considerar, el de las *microagresiones*[32], esas actitudes interpersonales o ambientales que pueden ir socavando la seguridad o autoestima del sujeto.

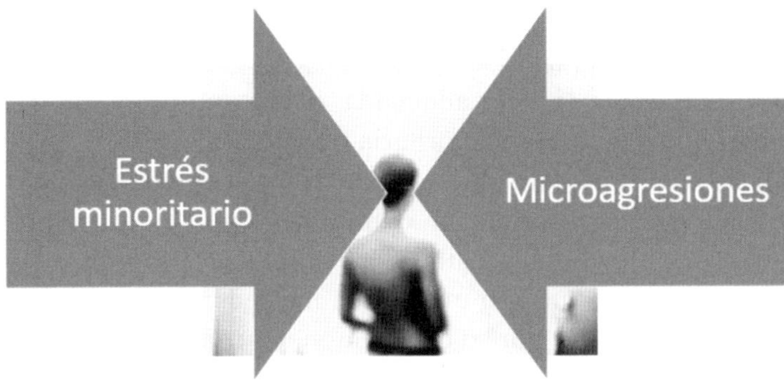


**Figura 4:** Muchos trastornos mentales asociados al colectivo LGBT tienen su origen el el estrés minoritario y las microagresiones.

De lo que se acaba de indicar se desprende que las interacciones con los demás son cruciales para el desarrollo de una sensación de autoestima y bienestar. De ahí que, en una primera aproximación, se puede indicar que la elemental exigencia de la buena praxis profesional supone una actitud de acogida o de normalidad en el farmacéutico que atiende a un miembro del grupo LGBT. Una normalidad que reclama que, en la asistencia sanitaria, no se realice una acepción de personas diferente por ser homosexuales o heterosexuales.

## III. Persona LGBT y atención sanitaria general

Una persona del colectivo LGBT puede padecer una determinada patología como cualquier otra persona —una gripe, un infarto, una urticaria, etc.— y, en ese caso, habrá que utilizar la misma línea argumental que se ha empleado en el apartado dedicado a la no exclusión de la atención sanitaria de ninguna persona. Así, cuando

of Medicine (US). The health of lesbian, gay, bisexual, and transgender people. Washington: National Academies Press (US), 2011.

32 Woodford, M.R., Chonody, J.M., Kulick, A., Brennan D.J., Renn, K., *The LGBQ microaggressions on campus scale: a scale development and validation study. Journal of Homosexuality*, 2015; 62: 1660-87.

una lesbiana o un transexual necesitan un medicamento habrá que proporcionárselo si realmente lo necesita, pero la razón no viene justificada por estar incluido en un colectivo con mayor grado de discriminación, sino porque es una medida de buena praxis profesional. Por ejemplo, Maxwell y col.[33] exponen en un artículo, publicado en *American Journal of Pharmaceutical Education,* el caso de una farmacéutica que atiende a un transexual y que «se consideraba a sí misma de mente abierta y no se sentía incomoda sirviendo a un cliente transgénero». Pues bien, el caso se puede magnificar o darle el valor de excepcionalidad que se considere oportuno, pero no creo que esa actitud sea la apropiada ya que hacer referencia a una *mente abierta* para tratar a un transexual es una forma de discriminarlo, es un paciente o cliente que requiere de una atención sanitaria y, si es la adecuada, habrá que proporcionársela tenga la orientación sexual que tenga, sea mayoritaria o no lo sea.

Con lo indicado en el párrafo anterior quiero hacer referencia a la necesidad del rigor en la utilización de la información científica y en el ejercicio profesional. Los sesgos interesados por ideología, sensibilidad o cualquier otra causa no benefician al sector que van dirigidos ya que son una forma indirecta de discriminación. De esta forma, clasificar a las personas por su orientación, en cuanto al acceso a la asistencia sanitaria, es por sí misma una forma de generar un problema donde no lo hay. En principio, no hay ninguna diferencia que un homosexual o un heterosexual solicite un antibiótico, un lipolipemiante o un ansiolítico. Sin embargo, en el último supuesto, el del ansiolítico, puede ser conveniente que se haga referencia en la asitencia médica ya que la homosexulidad deberá ser conocida por el siquiatra por ser un factor determinante de la ansiedad. No obstante, si que se puede hacer una salvedad de tipo general, como se mostrará más adelante, con los tratamientos para transición de género en transexuales, ya que éstos conllevan una serie de características que los diferencian del resto de tratamientos.

Vuelvo a señalar que el facultativo, en la mayoría de las ocasiones, no requiere saber si el paciente es homosexual o heterosexual, como tampoco si el sujeto tiene una forma u otra de manifestar su sexualidad: travestismo, dominio, sumisión, etc. A no ser, como ya se ha indicado, que una situación o hecho concreto tenga relación con la consulta medica. Por ejemplo, en casos de desagarros anales, posible transmisión del virus del sida, etc. si que reviste una importancia conocer la orientación del sujeto. Como ya se ha indicado, también puede ser necesario transmitir la información sobre la orientación sexual a los profesionales de la salud mental, ya que ser homosexual o o lesbiana en nuestra sociedad puede derivar en problemas mentales que es necesario conocer para ser abordados sin confundirlos con otras situaciones o problemas de

[33] Maxwell, E., Salch, S., Boliko, M., Anakwe-Charles, G., *Discrepancies in lesbian, gay, bisexual, and transgender patient care and how Pharmacists can support an evolved practice.* American Journal of Pharmaceutical Education, 2017; 81 (7): 6181.

origen[34]. Pero esa última situación tampoco es distinta a la de la persona depresiva que tiene que exponer que ha sufrido la perdida de una persona querida o que está sufriendo bulling en el trabajo, son situaciones que es sí mismas generan una situación especial en el estado anímico del sujeto y, por ello, deber ser exteriorizadas[35]. En conclusión, y sirviendonos del caso expuesto anteriormente, hay mayor probabilidad de que un homosexual sufra ansiedad que un heterosexual, pero esto no quiere decir que la homosexualidad, en sí misma, conlleve ansiedad.

Otra cuestión, y esta centrada en el paciente, es la del bienestar sicológico[36] del sujeto homosexual o bisexual que puede verse favorecido al expresar (o, al menos, no tener que ocultar) una realidad que siente como constitutiva de su ser.

A pesar de todo lo expuesto, es conocida la existencia del denominado *estigma institucional* que dificulta que algunas personas del colectivo LGBT frecuenten los servicios sanitarios[37]. En este caso, creo que hay que orientar el esfuerzo tanto hacia los servicios sanitarios como sobre los propios afectados, en el sentido de hacerles comprender que algunos problemas de estigma son arrastrados por ellos mismos. Por ejemplo, un estudio sobre hombres negros que tienen relación con otros hombres (black men who have sex with men (BMSM)) llega a la conclusión de que son reacios a acudir a los servicios sanitarios y por ello se ven perjudicados en la atención del SIDA[38], siendo una población muy afectada por la citada patología. No hay ninguna duda de que en ciertas zonas pueden existir perjuicios raciales y de género, pero esto no es generalizado y, por otra parte, habría que enseñar a exigir los derechos ante una acción de mala praxis de un agente sanitario. En esta misma línea argumental se llega a destacar que aunque no sea evidente que los miembros del colectivo LGBT sean discriminados no deja de ser un lastre continuo el denominado «supuesto heterosexual»,

[34] McCann, E., Sharek, D., *Survey of lesbian, gay, bisexual, and transgender people's experiences of mental helath services in Ireland. International Journal of mental Health Nursing*, 2014; 23: 118-27.

[35] En algunos sectores, el burnout es tratado como una enfermedad cuando, en realidad, es una respuesta, mediada biológicamente, a una disfunción del sistema. Montgomery, A., Panagopoulou, E., Esmail, A., Richards, T., *Burnout in healthcare: the case for organisational change.* B.M.J., 2019; 366: l4774 doi:10.1136/bmj. l4774.

[36] Eaton, L.A., Driffin, D.D., Kegler, C., Smith H., Conway-Washington, C., White, D., Cherry C., *Acknowledging the role of stigma and medical mistrust in engagement in routine health care among black men who have sex with men. American Journal of Public Health*, 2015; 105 (2): 75-82.

[37] «El término estigma se refiere al estado inferior, la consideración negativa y la impotencia relativa que la sociedad asigna colectivamente a individuos y grupos que están asociados con diversas condiciones, estados y atributos» (…)» el estigma sexual se refiere específicamente al estigma asociado a cualquier comportamiento, identidad, relación o comunidad no heterosexual». Institute of Medicine (US). The health of lesbian, gay, bisexual, and transgender people. Washington: National Academies Press (US), 2011.

[38] Eaton, L.A., Driffin D.D., Kegler, C., Smith, H., Conway-Washington, C., White, D., Cherry, C., *Acknowledging the role of stigma and medical mistrust in engagement in routine health care among black men who have sex with men. American Journal of Public Health*, 2015; 105 (2): 75-82.

en referencia a que, como ya se ha indicado anteriormente, el proveedor de salud puede utilizar patrones heterosexuales[39] o basar su diálogo en la suposición de que su paciente es heterosexual[40]. Por ejemplo, se puede preguntar a una chica si tiene novio y ese «supuesto heterosexual» generar una carga emocional para la chica lesbiana. Considero que estos planteamientos están cargados de cierta dosis de susceptibilidad ya que, al fin y al cabo, son la natural consecuencia de considerar los parámetros generales o mayoritarios de la sociedad. Del mismo modo, podríamos pensar que ese médico tendría que decir a la paciente, si tiene novio, novia, o es célibe ... para no ofender a una mujer que ha realizado votos de castidad. Ahora bien, de lo que no hay duda es de que el problema se suscita si la contestación de la paciente hace o no variar el diálogo del médico. En definitiva, en nuestra sociedad es lógico que se utilice como referencia parámetros mayoritarios (algo que en el ámbito sanitario queda muy patente en el ámbito de la salud pública). Del mismo modo, el profesional sanitario ajustará y variará esas medidas cuando sepa o perciba que está ante un miembro de un grupo minoritario. Considero que nuestra sociedad tiene que dar un paso más y comenzar a asumir, por las distintas partes implicadas, estas situaciones con normalidad.

Por la razón que se acaba de exponer es por lo que considero que los trabajos que actualmente se están realizando, sobre la formación que reciben los farmacéuticos ante la realidad LGBT, requieren de una reflexión seria sobre lo que supone una auténtica diferencia que precise de un conocimiento específico[41]. Este mismo planteamiento habría que tenerlo presente para cualquier tipo de población con diferencias étnicas, raciales o religiosas. Esta cuestión se volverá a abordar en el siguiente apartado.

En conclusión, la existencia de un estigma institucional[42] que pueda dificultar, por ejemplo, el encuentro del homosexual con el farmacéutico deberá ser evitado y, como se ha indicado anteriormente, ser abordado como una muestra de mala praxis que no justificaría que al homosexual o al transexual se le incluyera en un grupo separado al de la población general. En la atención sanitaria debe ser evitado cualquier tipo de

[39] Williams M.E., Freeman P.A., *Transgender health: implications for aging and caregiving*. En: Fredriksen-Goldsen, K.I., *Caregiving with pride*. The Haworth Press, 2007; 95.

[40] Schweiger-Whalen, L, Noe, S., Lynch S., Summersm L., Adams, E., *Converging cultures: partnering in affirmative and inclusive health care for members of the lesbian, gay, bisexual, and transgender community*. Journal of the American Psychiatric Nurses Association, 2018; Dec 22:1078390318820127. doi: 10.1177/1078390318820127. [Epub ahead of print]

[41] Rodrigues y col. Llaman la atención sobre «la inminente necesidad de formación de los agentes de la salud en el tema LGBT, así como de la elaboración de acciones destinadas para las demandas específicas de esa población». Rodrigues Cardoso, M., Felipe Ferro, L., *Saúde e populaçao LGBT: Demandas e especificidades em questao*. Psicologia: Ciencia e Proffisáo, 2012; 32 (3): 553.

[42] Bishop, B.M., *Pharmacotherapy considerations in the management of transgender patients: a brief review*. Pharmacotherapy, 2015; 35 (12): 1131.

gueto[43]. En fundamental que la relación entre el profesional sanitario y el paciente esté asentada en la normalidad, algo que es difícil de adquirir si se actúa por la vía de la excepcionalidad.

## IV. Persona LGBT y atención sanitaria específica

En este apartado se puede hacer referencia a problemas específicos o a la mayor prevalencia de alguna patología en el colectivo objeto de estudio. Por ejemplo, y como ya se ha indicado anteriormente, se suele hacer referencia a que las personas LGBT sufren unas tasas desproporcionadas de enfermedades físicas y mentales como resultado de la marginación social, conocida como *estrés de las minorías*, «que se ve agravada por una educación LGBT insuficiente para los profesionales de la salud y experiencias estigmatizantes dentro de las instituciones médicas»[44]. Un estrés que está siendo muy estudiado, y a la vez discutido por estar muy centrado en las percepciones de los sujetos que se sienten estigmatizados. No obstante, el estrés se relaciona con resultados adversos de salud que pueden conllevar la desregulación de procesos fisiológicos e, incluso, la muerte prematura[45]. El problema de este estrés de las minorías es que es fluctuante en las distintas sociedades y épocas. Si en un momento se puede achacar ese estrés a un grupo, en otra época o zona geográfica puede ser ese mismo grupo el que genera el estrés a otro. De ahí que no se pueda sistematizar y se considere necesario no realizar excesivas generalizaciones. Sin embargo, es cierto que hay numerosos trabajos que evidencian que algunos integrantes del colectivo LGBT pueden considerarse población de riesgo ante distintas patologías. Por ejemplo, Maxwell y col., en un artículo sobre la atención a este colectivo, indica que «los pacientes LGBT requieren de nuestra defensa como población de riesgo de ciertos problemas de salud, tales como infecciones de transmisión sexual y enfermedades mentales»[46]. Otros autores también hacen alusión

[43] Se utiliza el término gueto porque es frecuente hacer referencia a él en ambientes LGBT. Representa una forma de segregación social que, en ocasiones, es buscada como medida de defensa ante un entorno hostil. Sin embargo, estos guetos dificultan la integración y normalización de los sujetos que los integran. Por este motivo, se puede comprender que, en el ámbito sanitario, deberá rechazarse el fomento de cualquier tipo de guetos. Ortiz-Hernández, L., *La opresión de minorías sexuales desde la inequidad de género. Política y Cultura*, 2004; 22: 161-182.

[44] Schweiger-Whalen, L., Noe, S., Lynch, S., Summers, L., Adams, E., *Converging cultures: partnering in affirmative and inclusive health care for members of the lesbian, gay, bisexual, and transgender community. Journal of the American Psychiatric Nurses Association*, 2018; Dec 22:1078390318820127. doi: 10.1177/1078390318820127. [Epub ahead of print]

[45] Hatzenbuehler, M.L., *Structural stigma: research evidence and implications for psychological science*. Am Psychol, 2016; 71 (8): 742-51.

[46] Maxwell, E., Salch, S., Boliko, M., *Anakwe-Charles G. Discrepancies in lesbian, gay, bisexual, and transgender patient care and how Pharmacists can support an evolved practice*. American Journal of Pharmaceutical Education, 2017; 81 (7): 6181.

al VIH y sífilis[47], al mayor riesgo de suicidios y adicción al tabaco y otras drogas[48] e, incluso, al cáncer[49]. Algo preocupante es que estas manifestaciones infecciosas y de abuso pueden estar integradas en un ciclo con el estrés de las minorías ya que hay autores que relacionan el citado estrés con ese abuso de sustancias, angustia sicológica, riesgo de contraer VIH e intentos de suicidio[50].

En el apartado anterior se hacía alusión al caso de una farmacéutica «de mente abierta». Volvemos a recuperar el texto para comentar lo que la profesional seguía indicando: «no tenía los recursos suficientes para contestar a las preguntas del paciente ya que estaba solicitando altas dosis hormonales, por encima de las recogidas en ficha técnica»[51]. La perplejidad de la farmacéutica sobre el tratamiento era lógica por su excepcionalidad, ya que estaba solicitando un tratamiento off-label (uso del medicamento no aprobado por agencia reguladora de medicamentos para esa situación o a esa dosis) y es lógico que ante un uso excepcional del medicamento se produzcan dudas por parte del profesional. Sin embargo, darle una dimensión de problema de formación en la universidad o de exclusión social a este hecho concreto es una simplicidad ya que, precisamente, el uso off-label es una excepción, contemplada en la legislación y conocida por los profesionales sanitarios, que deja de serla cuando ese empleo del medicamento se incluye en ficha técnica. En este sentido, Rica, en referencia al uso de off-label en transexuales, señala que «dado que la terapia hormonal en la transexualidad no está recogida en la ficha técnica del producto y, por lo tanto, no está aprobado su uso en esa indicación, antes de comenzar con el tratamiento el menor y sus representantes legales han de firmar un consentimiento informado por escrito y deben conocer que su

[47] McNamara, M.C., Ng H. *Best practices in LGBT care: a guide for primary care physicians.* Cleve Clin J Med, 2016; 83 (7): 531.

[48] Meyer, I.H., *Prejudice, Social Stress, and Mental Health in Lesbian, Gay, and Bisexual Populations: Conceptual Issues and Research Evidence.* Psychol Bull, 2003; 129 (5): 674; Bishop, B.M., *Pharmacotherapy considerations in the management of transgender patients: a brief review. Pharmacotherapy*, 2015; 35 (12): 1137.

[49] «Se cree que las lesbianas pueden estar en mayor riesgo de cáncer de mama porque hay alguna evidencia de que tienen una mayor prevalencia de ciertos factores de riesgo, como la nuliparidad (…) «y los homosexuales de cáncer anal por tener sexo anal con otros hombres» Institute of Medicine (US). The health of lesbian, gay, bisexual, and transgender people. Washington: National Academies Press (US), 2011.

[50] Un estudio sobre menores de 13 a 18 años evidenció que los jóvenes pertenecientes a minorías de género aumentaban las probabilidades de incremento de consumo de alcohol, marihuana y otras drogas ilícitas. Se relacionó ese hecho con experimentar «de manera desproporcionada» el acoso y la intimidación. Reisner SL, Greytak EA, Parson JT, Ybarra M. Geneder minority social stress in adolescence: disparities in adolescent bullying and substance use by gender identity. J Sex Res, 2015; 52 (3): 243-56.

[51] Maxwell, E., Salch, S., Boliko, M., Anakwe-Charles, G., *Discrepancies in lesbian, gay, bisexual, and transgender patient care and how Pharmacists can support an evolved practice. American Journal of Pharmaceutical Education*, 2017; 81 (7): 6181.

efecto es en gran parte irreversible»[52]. Lo que se acaba de indicar es lo que establece la legislación sobre la prescripción y dispensación off-label de medicamentos, por lo que el acontecimiento expuesto no justifica que se solicite la existencia de una preparación especial del farmacéutico en ese sentido, ya que es suficiente con lo establecido para cualquier medicamento que es dispensado fuera de ficha técnica (off-label)[53]. Vuelvo a señalar que estoy plenamente convencido de que no es conveniente generar problemas donde no los hay porque pueden acabar propiciando situaciones de discriminación o, al menos, de falta de inclusión. Sin duda, el camino más adecuado, en el caso expuesto, es el de crear un entorno con mayor sensibilidad para tratar con hombres y mujeres transgénero[54] sin que ello suponga situarlos en un nicho separado de la población general cuando ello no sea necesario.

## V. Disociación sexo-género: posibles perjuicios asociados

Dentro del colectivo LGBT hay un grupo que requiere que se desgaje del resto porque su situación, en cuanto a su relación con el ámbito sanitario, precisa de una atención y cuidado especial. Me refiero a la población transexual, aquellas personas que se sienten de un género contrario al que representa su biología, de tal forma que la apariencia, el nombre, etc. puede ser de mujer, pero su fisiología es de varón o viceversa. Hay que tener presente que de todos los integrantes del colectivo LGBT, la población transexual es la que se encuentra mas expuesta a discriminación. Además, si no se genera un ambiente propicio, las personas transgénero no solo se verán afectadas por el estigma moral de la discriminación, sino también sufrirán secuelas físicas, ya que esa situación puede ocasionar que eviten buscar atención sanitaria debido a una real o supuesta falta de respeto por parte del entorno clínico[55].

La atención sanitaria a los transexuales suscita nuevos planteamientos que oscilan desde cuestionar, en la atención ordinaria, si se les ofrece asistencia sanitaria conforme a su sexo sentido o al biológico; a la necesidad de conocer bien el tratamiento farmacológico que deben utilizar y las consecuencias que se pueden derivar del mismo. Todos estos aspectos tienen que se considerados por el agente sanitario antes de optar por cualquier actuación. No obstante, no hay que olvidar que el médico, farmacéutico o enfermero, además de ser un agente sanitario es un agente moral y,

[52] Rica, I., Grau, G., Rodríguez, A., Vela, A., *La atención a los menores transexuales.* Revista Española de Endocrinología Pediátrica, 2015; 6 (supl.2): 42.

[53] López Guzmán, J., González Vázquez, C., *Valoración de la supresión de la pubertad en menores con problemas de identidad de género. Cuadernos de Bioética*, 2018; 29 (97): 247-56.

[54] Lombardi, E., *Enhancing transgender health care. American Journal of Public Health*, 2001; 91 (6): 869.

[55] Deutsch M.B. (ed.), *Guidelines for the primary and gender-affirming care of transgender and gender nonbinary people.* San Francisco: Universidad de California, 2016, 17.

por ello, cualquier decisión que adopte llevará adherida una responsabilidad moral[56]. De acuerdo con esta consideración, el profesional sanitario deberá realizar un análisis ético de su actitud ante el tratamiento, ordinario o extraordinario, que se ofrezca a una persona que se siente de un sexo contrario al biológico. En estos casos, el tratamiento ético de la situación puede estar auspiciado en distintos presupuestos[57]: ética de la responsabilidad, personalista, utilitarista, consecuencialista, etc.

Además de las cuestiones apuntadas, que afectan directamente al profesional sanitario (la forma de tratar a la persona en reasignación de género y conocer su tratamiento), hay otras cuestiones de índole sanitaria que deberán ser abordadas desde distintas instancias, como son las de gestión y las políticas. Por ejemplo, las clausulas de exclusión de las aseguradoras privadas de tratamientos a transexuales[58] y la exclusión de la financiación de problemas sanitarios derivados del transexualismo[59]. Esas situaciones suponen un riesgo para ese sector de la población que puede verse inducido a utilizar medicamentos o implantes fuera del circuito sanitario establecido legalmente. He señalado que esas cuestiones no pueden ser solucionadas por el médico o el farmacéutico, pero, no obstante, deberá conocerlas ya que de ello dependerá, por ejemplo, que pueda existir adherencia al tratamiento. De esta forma, si la persona no va a tener ayuda financiera habrá que contemplar que tipo de tratamiento puede costear y por cuanto tiempo [60], ya que si el paciente no puede concluir su tratamiento por cuestiones económicas se verá abocado a buscar alternativas que pueden tener una repercusión directa sobre su salud.

Una de las discrepancias, en cuanto a la financiación pública de los cambios de género, se encuentra en el hecho de considerar las intervenciones de transición de género como cirugía reconstructiva o estética. Es cierto que, en general, hay consenso en estimar

[56] López Guzmán, J., *Deontología Farmacéutica Aplicada*. Jaén: Formación Alcalá, 2014; 53-66.

[57] Muñoz, E., *Ética y transexualismo*. CSIC: Grupo de Ciencia, Tecnología y Sociedad, 2001.

[58] Institute of Medicine (US). *The health of lesbian, gay, bisexual, and transgender people*. Washington: National Academies Press (US), 2011.

[59] Hong, K.E., *Categorical exclusions: exploriong legal responses to health care discrimination against transsexuals. Columbia Journal of Gender and Law*, 2002; 11: 88-126. Mazuleos realiza una reflexión sobre las diferentes reacciones que suscitó en la opinión pública andaluza la decisión del Servicio Andaluz de Salud de introducir como una prestación del mismo las intervenciones quirúrgicas de reasignación de género. Mazuelos J. Problemas éticos del transexualismo. Revista Bioética y Ciencias de la Salud, 1999; 3 (4). https://www.bioeticacs.org/iceb/seleccion_temas/sexualidad/

PROBLEMAS_ETICOS_DEL_TRANSEXUALISMO.pdf (Accedido, 19 de noviembre de 2019)

[60] En los adolescentes, el tratamiento de elección son los análogos de GnRH, «pero su alto costo lo hace imposible para algunas personas usuarias de servicios». Coleman, E., *et al.*, *Standards of Care for the Health of Transsexual, Transgender, and Gender Nonconforming People*. World Professional Assopciation for Transgender Health (WPATH).7th version, 2012, 20.

https://s3.amazonaws.com/amo_hub_content/Association140/files/Standards%20of%20Care%20V7%20-%202011%20WPATH%20(2)(1).pdf (Accedido el 2 de octubre de 2017)

que esas intervenciones son de tipo reconstructiva, pero donde ya no hay tanta unanimidad es en la cuestión de los límites, en el sentido de que se podría establecer una diferencia entre unos procesos primarios o necesarios y otros secundarios para la transición del sujeto. Generalmente se suele admitir que la cirugía genital y la mastectomía no son puramente cosméticas. Sin embargo, este criterio ya no es unánime en otras intervenciones como el aumento de senos, cirugía de feminización facial, etc. La WPATH mantiene que «aunque pueda ser mucho más fácil ver una faloplastía o una vaginoplastía como una intervención para poner fin al sufrimiento de toda la vida, para ciertas personas usuarias de servicios sanitarios, una intervención como una rinoplastia de reducción puede tener un efecto radical y permanente en su calidad de vida y, por lo tanto, es mucho más necesaria, desde una perspectiva médica, que para alguien sin disforia de género»[61]. Como se puede observar el problema de límites es difícil de resolver ya que se aúnan cuestiones tanto antropológicas y sociológicas, como médicas y económicas[62].

Debido a las diferencias apuntadas en los párrafos anteriores sobre la población transexual, en relación al resto del colectivo LGBT en lo que se refiere a la asistencia sanitaria, se dedicará el siguiente apartado a la atención sanitaria de las personas con disforia de género. Considero que el farmacéutico debe tener unas nociones sobre las necesidades asistenciales de los transexuales y muy en especial sobre sus requerimientos farmacológicos.

[61] Coleman, E., *et al.*, *Standards of Care for the Health of Transsexual, Transgender, and Gender Nonconforming People*. World Professional Association for Transgender Health (WPATH).7th version, 2012, 58.

https://s3.amazonaws.com/amo_hub_content/Association140/files/Standards%20of%20Care%20V7%20-%202011%20WPATH%20(2)(1).pdf (Accedido el 2 de octubre de 2017)

[62] La practica asistencial se establece en un marco que el profesional sanitario debe conocer y, al mismo tiempo, tiene que saber que es cambiante. Por este motivo, «desde los marcos terpaéutico y médico, los factores sociales deberían ser tomados en consideración en cualquier aproximación teórica a la transexualidad». Soley-Beltran, P., *Transexualidad y transgénero: una perspectiva bioética. Revista de Bioétioca y Derecho*, 2014; 30: 37.

## Capítulo segundo
# ATENCIÓN SANITARIA PARA LA TRANSICIÓN DE GÉNERO

## I. Información suministrada al agente sanitario

La primera cuestión que se plantea en la asistencia sanitaria es la utilidad de conocer si el paciente es transexual. Parece que la respuesta inmediata es que sí, ya que el conocimiento de la realidad del paciente va a favorecer que se pueda atender sus necesidades con profesionalidad. No obstante, desde ciertos sectores se considera oportuno que se oculte el rastro del pasado relacionado con el género biológico, eliminando el anterior nombre o aquellas pistas que puedan suscitar una duda sobre el sujeto que puedan provocarle situaciones de incomodidad e, incluso, de discriminación. Este es un tema controvertido y que es ajeno, desde el punto de vista de su obligatoriedad, a la propia práctica médica ya que lo que se indique o se borre de los datos del paciente o de la historia clínica vendrá determinado por la legislación vigente. Gooren llama la atención sobre el conocimiento del sexo biológico de la persona en el sentido de que «los transexuales pueden no ser siempre sinceros con los médicos acerca de su cambio de sexo, y esa vacilación puede llevar a retrasos en el diagnóstico de cánceres de órganos específicos del sexo anterior»[1]. De igual manera se puede aludir a la relevancia de que se conozca que órganos han sido retirados del sujeto o todavía permanecen en él, aunque por la apariencia externa de la persona no los debiera tener. Una de las medidas que se ofrece para ayudar en este conflicto de datos es el denominado «the two-step method» adoptado por distintos centros (UCSF Center of Excellence for Transgender Health, Fenway Health in Boston, University of California, Davis, the Mayo Clinic, the U.S. Centers for Disease Control and Prevention (CDC), etc.), se trata de una doble entrada, en una se recoge la identidad de

[1] Gooren, L., *Care of transexual persons. The New England Journal of Medicine*, 2011; 364 (13): 1256.

género y en la otra el sexo de origen[2]. De esta manera el paciente es tratado según el género deseado pero, al mismo tiempo, no se pierden datos de su origen y de los procesos que se han seguido en la transición.

Cuando se apoyan políticas dirigidas a que no se pueda conocer el sexo biológico del transexual o a que, en los registros sanitarios, se consigne únicamente el género sentido, se busca el bien del individuo transexual por dos motivos. El primero, porque es más fácil la convivencia sin ningún factor que al sujeto le haga cuestionar reiteradamente su situación sexual. El segundo, porque el conocimiento, por terceras personas, de la disociación entre su sexo biológico y su género elegido puede conllevar a una situación de discriminación. Las anteriores apreciaciones son muy lógicas ya que cuando más se protege la intimidad de la persona, más queda resguardada de miradas impertinentes o incomprensivas. Además, en al ámbito sanitario se ha implantado una autentica salvaguarda de esa intimidad otorgando un amplio respaldo al principio de autonomía del paciente, ofreciéndole dilatadas capacidades en la decisión de las intervenciones sanitarias y eficientes garantías sobre la protección de su intimidad. Sin embargo, en el caso que nos ocupa hay dos razones que sirven de contrapeso para cuestionar las anteriores afirmaciones. La primera es la protección del paciente. Por ejemplo, si el farmacéutico desconoce que su paciente es una persona transexual, que en ese momento está tomando un tratamiento hormonal, no podrá velar por su seguridad cuando le dispense un medicamento que puede tener una interacción con el tratamiento hormonal[3]. La segunda, que la supuesta amenza a la intimidad del transexual es más un prejuicio que una realidad, porque la asistencia farmacéutica se encuentra amparada por el secreto profesional. De ahí que se puede señalar que es bueno y conveniente, principalmente para el paciente, que el profesional sanitario tenga conocimiento de que su paciente es una persona transexual.

## II. El tratamiento a la persona transexual: sexo biológico y sexo sentido

Se suele mantener que la mejor opción es atender a la persona según el sexo sentido. No hay duda de que en el ámbito social y emocional es mejor llamar con un nombre femenino a alguien con apariencia de mujer e incluirla en el colectivo de mujeres para todo aquello que requiere una distinción de sexos. Pero hay gran diferencia entre los aspectos externos como puede ser la forma de utilizar los pronombres (una de las mayores quejas de transexuales en cuanto a atención sanitaria es la de

[2] Deutsch, M.B. (ed.), *Guidelines for the primary and gender-affirming care of transgender and gender nonbinary people*. San Francisco: Universidad de California, 2016; 18.

[3] López Guzmán, J., *Dimorfismo sexual e investigación. En: Lacalle M (Directora). Mayo del 68. Una época de cambios, un cambio de época*. Madrid: editorial UFV, 2019; 151-160.

aquellos profesionales que se niegan a ello[4]), y los sustanciales en los que se asientan los criterios para adoptar las estrategias de protección o mejora de la salud.

En el ámbito sanitario, la decisión de considerar a la persona según su sexo sentido obviando el sexo biológico, aunque en una primera aproximación parezca la mejor opción, tiene sus riesgos ya que con ello se pueden impedir ciertas medidas de prevención adecuadas a su sexo biológico o anatomía natal[5]. Por ejemplo, se pueden descartar a transexuales mujer hombre (TMH) en cribados de cáncer de mama o en la realización de un Papanicolau cervical y, en cambio, se podría incluir en procedimientos de detección de cáncer de próstata. Por otra parte, hay determinaciones como, por ejemplo, la depuración de creatinina para los protocolos de dosificación o la posibilidad de tomar un producto teratogénico que requieren conocer el sexo biológico del paciente[6].

Se han aportado ejemplos que ilustran la conveniencia de que el farmacéutico conozca que su paciente es una persona en reasignación de género o, dicho de otra forma, que conozca que hay una discrepancia entre el sexo biológico y el sentido. Los ejemplos expuestos se pueden considerar de entidad por estar relacionados con patologías importantes como el cáncer. Pero también se pueden citar ejemplos mas cotidianos. Por ejemplo, recientemente, una farmacéutica comunitaria me consultó sobre lo que tenía que hacer con una paciente, que por la apariencia le llevaba a pensar que era TMH, pero no habían tenido la oportunidad de hablar de ello, que iba a pesarse a su farmacia. Estando la báscula preparada para medir los parámetros según el sexo biológico (el peso medio, la altura y el índice de masa corporal de varones y hembras es distinto), se le suscita el problema cuando tiene que indicar el ítem sexo ya que los parámetros serán distintos dependiendo de si se considera el sexo biológico o el sexo sentido. La profesional se encontraba ante la duda de si debía preguntar a la paciente si era una persona transexual, sobre qué debía hacer con la selección del sexo, incluso dudaba acerca de si tenía que hablar de ello con la paciente, etc. Ejemplos como el relatado son hechos reales que tendrán que ser abordados para plantear soluciones satisfactorias, tanto para el farmacéutico como para el paciente en reasignación de género. Efectivamente, el anterior caso demuestra la necesidad de prevenir nuevas situaciones y también de buscar soluciones a ellas. Considero que en nuestro ejemplo hay mucha probabilidad de que, si no se adopta el sexo biológico, se ofrezcan parámetros desviados, de ahí que será oportuno abrir el necesario diálogo con el paciente para explicarle la situación. Sin embargo, este hecho nos ofrece otro elemento importante para la

[4] Williams, M.E., Freeman, P-A. *Transgender health: implications for aging and caregiving*. En: Fredriksen-Goldsen, K.I. *Caregiving with pride*. The Haworth Press, 2007; 99. Leopardi, E., *Enhancing transgender health care*. American Journal of Public Health, 2001; 91 (6): 870.

[5] McNamara, M.C., Ng H. *Best practices in LGBT care: a guide for primary care physicians*. Cleve Clin J Med, 2016; 83 (7): 531

[6] Bishop, B.M., *Pharmacotherapy considerations in the management of transgender patients: a brief review*. Pharmacotherapy, 2015; 35 (12): 1131.

reflexión: el requerimiento de que también el paciente abandone ciertos prejuicios y se de cuenta de que las preguntas de la farmacéutica, por impertinentes que le puedan parecer en primera instancia, están dirigidas a su bien, son el vehículo necesario para ofrecerle la adecuada atención farmacéutica y que, por otra parte, quedan en el ámbito de la intimidad por estar protegidas por el secreto profesional. En cualquier caso, es evidente que las preguntas de la farmacéutica no se deberán realizar delante de otros pacientes y que, por otra parte, debe utilizar un lenguaje adecuado. Sobre esté último aspecto nos ocuparemos más tarde, pero se puede adelantar que, en un primer contacto entre el profesional y el paciente, puede ser más respetuoso plantear cuestiones abiertas que realizar preguntas directas que puedan abrumar o incomodar al destinatario.

## III. Atención a la persona transexual con una afección ordinaria

Una persona en transición de género, como cualquier otra persona, puede sufrir una patología ordinaria como puede ser una conjuntivitis, un resfriado o un estreñimiento. En principio la atención que habrá que dispensarle no variará de la ordinaria. No obstante, hay que hacer una salvedad, la de que los tratamientos de algunas patologías menores y muchas de las mayores pueden verse afectadas por los tratamientos hormonales a los que estan sometidos los miembros de este colectivo mientras se produce el proceso de transición de género. De ahí que es conveniente que este dato sea conocido por el profesional sanitario.

En este apartado se puede hacer alusión a distintos procesos ya que las posibles afecciones ordinarias son numerosas. No obstante, nos vamos a detener en uno de ellos por ser de los mas cuestionados en este grupo de población, me refeiero a los tratamientos para problemas de salud mental que pueden interferir con los tratamientos hormonales o se pueden considerar limitantes para iniciar un proceso de reasignación de género. A continuación, se expone la casuística que es conveniente considerar:

a. Pueden existir determinados problemas, generalmente relacionados con la salud mental, capaces de causar procesos de desconcierto en la persona que le haga pensar que seria más feliz siendo de otro género cuando, en realidad, eso no es así. Tampoco hay que olvidar que «las expectativas sociales establecen normas conductuales» que influyen en el desarrollo de la persona que pueden hacer que se cuestione a aquel que no las cumpla[7]. Esto se aprecia muy bien en menores, aquellos que no satisfacen los estándares socialmente establecidos pueden verse sometidos a una gran ansiedad cada vez que se enfrentan a una situación que no es la que se espera de ellos y, por esta causa, se lleguen a plantear la idoneidad con su sexo biológico. Por ejemplo, en nuestro entorno no resulta extraño que el

[7] Knafo, A., Iervolino, A.C., *Masculine girls and femenine boys: genetic and environmental contributions to atypical gender development in early chilhood.* J Pers Soc Psychol, 2005; 88 (2): 400-12.

niño que no le gusta el fútbol se sienta sometido a un constante cuestionamiento (en el que caben las presiones de los padres o los insultos despiadados de los compañeros)[8]. Esta tensión puede conducirle a una mayor identificación con otro género o incluso a verse sometido a frecuentes fantasías imaginándose en situaciones lúdicas o sexuales distintas a las previsibles[9].

b. Hay autores que estiman que el número de problemas de salud mental es superior en transexuales que en el resto de la población. Sobre esta cuestión hay que partir del hecho de que se considera que los transexuales experimentan disforia de género, que es un proceso caracterizado por angustia relacionada con la incongruencia de sexo y que si no es tratada puede tener secuelas como la depresión, la ansiedad u otras alteraciones funcionales[10]. En este marco también hay que tener presente que en muchos ambientes «la violencia, el hostigamiento y la discriminación son experiencias comunes entre las personas transgénero y preparan el escenario para desafíos particulares para la salud»[11].

El profesional farmacéutico debe tener una percepción real de las características del paciente que tiene enfrente. De esa manera, si atiende a un diabético tiene que tener una especial sensibilidad a cualquier comentario sobre una herida mal curada. De igual forma, es muy conveniente que, ante un transexual, esté más atento a una posible depresión o cualquier otro problema de salud mental. En este punto nos encontramos con una gran dificultad, la derivada de la falta de acuerdo sobre la relación transexual/salud mental. Hay trabajos que mantienen que no hay mayores tasas de enfermedades psiquiátricas y otros que sí, aunque la mayoría de estos últimos inciden en que es por causas externas: acoso, discriminación, violencia transfóbica, etc. Creo que no es una actitud científica, ni respetuosa con el afectado, justificar aquello que no se conoce o no hay evidencias. Es notorio que la duda genera investigación y búsqueda de las causas que provocan una situación. Una certeza sin aval, lleva al relajamiento y, en muchos casos, al olvido de su estudio. En este sentido, sí hay datos que ofrecen datos superiores al 55% de criterios clínicos de depresión, del 20% en antecedentes de hospitalización por salud mental o superiores al 30% en intentos de suicidio[12], no habrá que cerrar ninguna línea de investigación por considerar, sin una verificación aceptable, que todos esos problemas son debidos a tensiones psicosociales ya que también puede tener una inicidencia en ello los tratamientos hormonales, o la lucha del propio sujeto por

[8] López Guzmán, J., El «mejor interés» del menor transexual. Bioethics Update 2018; 4 (2): 103-18.

[9] Zucker, K.J., *Gender identity development and issues*. Child and Adol Psych CL, 2004; 13: 563-4.

[10] American Psychiatric Association. DSM-5: diagnostic and statistical manual of mental disorders, 5th edition. Arlington: American Psychiatric Publishing, 2013; 451-9.

[11] Williams, M.E., Freeman, P.A., *Transgender health: implications for aging and caregiving*. En: Fredriksen-Goldsen K.I., Caregiving with pride. The Haworth Press, 2007; 98.

[12] Cfr. Bocktin,W., Knudson, G., Goldberg, J.M., *Counselling and mental health care of transgender adults and loves ones*. Vancouver: Transgender Health Program, 2006; 25.

encontrarse a sí mismo. En este sentido, hay trabajos que ponen de relieve la relación entre algunos problemas de salud mental y el comienzo de las terapias hormonales. Por ejemplo, procesos depresivos relacionados con el inicio de terapia de estrógenos o progesterona[13]. En cualquier caso, se requiere de una mayor investigación, alejada de prejuicios, sobre estas cuestiones.

Algunos problemas de salud mental deben ser tenidos en consideración antes de comenzar un tratamiento hormonal por la posibilidad de que éstos últimos puedan potenciarlos.

Hay tratamientos farmacológicos para problemas de salud mental que habrá que volver a calibrar antes de someter al sujeto a un tratamiento hormonal como, por ejemplo, esquizofrenias, trastornos delirantes y desordenes de personalidad. Una cuestión que es importante destacar es que hasta hace poco tiempo se estimaba que procesos mentales, como los antes aludidos, eran incompatibles con la transición de género. Sin embargo, actualmente se estima que si un trastorno mental están bien controlado «no es necesariamente una contraindicación para la reasignación de sexo»[14].

En este apartado también hay que considerar la posibilidad de que, personas que quieran someterse a una transición de género, puedan evitar que se conozca que padecen una enfermedad mental con el objeto de no poner en peligro la aprobación médica al proceso hormonal y/o quirúrgico de transición[15]. Habrá que crear el clima apropiado para que esto no suceda ya que puede suponer un autentico riesgo para la salud de la persona que quiere comenzar la transición de género.

Ciertos problemas mentales pueden potenciarse al suprimir un tratamiento hormonal. En una línea contraria a la mantenida en un apartado anterior, también hay que tener en cuenta que puede verse afectado un problema mental cuando se suprime la administración de un tratamiento hormonal instaurado desde hace un tiempo. Por ejemplo, se han evidenciado casos de sicosis en mujeres transexuales al cesar la terapia hormonal de forma repentina[16]; o que la alteración de testosterona ha provocado descompensación psiquiátrica en pacientes FTM con trastorno esquizoafectivo preexistente, trastorno bipolar y esquizofrenia[17].

[13] Feldman, J., Bockting W.O., *Transgender health*. Minnesota Medicine, 2003; 86: 25-32 (Buscar la página).

[14] Bocktin, W., Knudson, G, Goldberg, J.M. *Counselling and mental health care of transgender adults and loves ones*. Vancouver: Transgender Health Program, 2006; 28.

[15] Bocktin, W., Knudson, G, Goldberg, J.M., *Counselling and mental health care of transgender adults and loves ones*. Vancouver: Transgender Health Program, 2006; 25.

[16] Faulk muestra un caso que refuerza otro similar publicado el año anterior por Mallet *et al.* Faulk, M., *Psychosis in a transexual*. British Journal of Psychiatry, 1990; 156: 285-6.

[17] Bocktin, W., Knudson, G., Goldberg, J.M., *Counselling and mental health care of transgender adults and loves ones*. Vancouver: Transgender Health Program, 2006; 26.

## IV. Atención para la transición de género

El farmacéutico comunitario está en trato directo con sus pacientes y clientes, con algunos de ellos mantiene una relación de confianza que se prolonga a lo largo de los años. Por ello, el farmacéutico se puede ver apelado, como persona de confianza y agente sanitario de primera línea, sobre cuestiones de identificación de género del propio paciente o de un familiar. Comentarios dirigidos a paliar dudas o buscar estrategias que requerirán de la atención del farmacéutico y también de su consejo. Esta situación genera la necesidad de que el farmacéutico comunitario posea unas nociones básicas sobre el proceso de transición de género, fundamentalmente en aquellas cuestiones relacionadas directamente con el medicamento. Por esto motivo, a continuación, se aportará una breve descripción del proceso de transición de género para que el farmacéutico se pueda hacer cargo de la situación de su paciente, de cual es el momento del proceso en el que se encuentra, de los aspectos farmacológicos sobre los que tiene que estar más atento, etc.

Hay que partir del hecho de que hay distintos protocolos o recomendaciones para las personas que piensan iniciar una transición de género. Así, desde los años setenta del pasado siglo se siguen sucediendo diferentes protocolos para la atención de las personas con disforia de género. Por ejemplo, la *World Professional Association for Transgender Health* publicó sus recomendaciones en el año 1979 y, posteriormente, fueron actualizadas en el año 2001. Por su parte, la *Endocrine Society* editó las primeras guías de práctica clínica en EE.UU. en el año 2009[18]. La tendencia es aconsejar a la persona que comience el proceso de transición hacia el género sentido, bien limitándose a vivir como un miembro del sexo opuesto o bien con una adaptación física, parcial o total, a través del tratamiento hormonal y quirúrgico[19].

Aunque los protocolos se orientan a la transición y se ofrece esta como la mejor opción, hay fundadas dudas de que esto sea así, al menos en todos los casos. Y esto es algo que hay que recalcar: no todos los procesos responden a una misma pauta. En este sentido, hay que considerar que el proceso de identificación con otro género, o el de cambio del mismo, es altamente sensible a las peculiaridades personales y viene afectada por cuestiones biológicas, antropológicas, sociales, etc. De ahí, que la primera cuestión que el farmacéutico debe considerar es la de la denominada *escucha activa*, orientada a saber cual es la situación de su paciente y en qué momento del proceso se encuentra. Hay una gran diferencia entre una persona convencida de su transformación de género de otra que lo duda; de una que ya ha comenzado el tratamiento farmacológico a otra que no lo ha hecho; de una persona adulta a una menor; de un autista a alguien que no lo es; etc.

[18] Knezevich, E.L., Viereck, L.K., Drincic, A.T., *Medical management of adult transexual persons*. Pharmacoteraphy 2012; 32 (1): 54.

[19] Gooren, L., *Care of transexual persons*. The New England Journal of Medicine, 2011; 364 (13): 1251.

Por ejemplo, Asscheman y col. tras un estudio de cohorte sobre 1.331 transexuales, manifiestaron que «la evaluación psicológica ha demostrado que la reasignación de sexo aumenta el bienestar de los transexuales, pero no debe considerarse una cura para todos; se trata de un proceso de rehabilitación para aliviar la disforia de género, pero algunos sujetos transexuales aún pueden experimentar otros problemas (por ejemplo, problemas psiquiátricos comórbidos, aislamiento social, relaciones problemáticas, prejuicios y discriminación)»[20]. En este punto hay que hacer alusión a las grandes tasas de suicidios y de problemas depresivos en los sujetos sometidos a transición de género (dos de cada tres en transición a mujer y el 55% de los que se encuentran en transición a hombre[21]). Por su parte, Gooren señala que «aunque varios estudios han demostrado que, en transexuales que han sido reasignados sexualmente, se observa una mejoría en la disforia de género y progresos en el funcionamiento sexual y social, ninguno ha demostrado de manera concluyente que las intervenciones médicas resuelvan la disforia de género»[22]. Smith y col. mantienen que los resultados de su estudio (prospectivo sobre 162 transexuales adultos) sustentan que la reasignación de sexo es efectiva y, al mismo tiempo, alertan de que «los clínicos deben estar alerta ante hombres y mujeres no homosexuales con funcionamiento psicológico desfavorable y apariencia física e informes de disforia de género inconsistentes, ya que estos son factores de riesgo de abandono y resultados postoperatorios deficientes»[23]. Murad y col.[24], en un metanálisis en el que identificaron 28 estudios elegibles (observacionales y la mayoría sin controles) que en total reclutaron a 1.833 participantes, proporcionan los siguientes datos tras la reasignación de género: 80% de los individuos informan una mejora significativa de la disforia de género, el 78% manifiestan una mejora significativa en los síntomas sicológicos, el 80% informan una mejora significativa en la calidad de vida, y el 72% comunican una mejora significativa en la función sexual. No obstante, el propio Murad concluye afirmando que «la evidencia es de muy baja calidad» y, por lo tanto, sugiere que la reasignación de sexo que incluye intervenciones hormonales «probablemente» mejorará la disforia de género, el funcionamiento sicológico la función sexual y la calidad de vida.

[20] Asscheman, H., Giltay, E.J., Megens, J.A., de Ronde, W.P., van Trotsenburg, M.A., Gooren L.J., *A long-term follow-up study of mortality in transsexuals receiving treatment with cross-sex hormones*. Eur J Endocrinol 2011; 164 (4): 640.

[21] Williams, M.E., Freeman, P.A., *Transgender health: implications for aging and caregiving*. En: Fredriksen-Goldsen, K.I., *Caregiving with pride*. The Haworth Press, 2007; 100.

[22] Gooren, L. *Care of transexual persons*. The New England Journal of Medicine, 2011; 364 (13): 1256.

[23] Smith, Y.L., Van Goozen S.H., Kuiper A.J., Cohen-Kettenis, P.T., *Sex reassignment: outcomes and predictors of treatment for adolescent and adult transsexuals*. Phycol Med, 2005; 35 (1): 89-99.

[24] Murad, M.H., Elamin, M.B., García, M.Z., Mullan, R.J., Murad, A., Erwin, P.J., Montori, V.M., *Hormonal therapy and sex reassignment: a systematic review and meta-analysis of quality of life and psychosocial outcomes*. Clin Endocrinol (Oxf), 2010; 72 82): 214-31.

Los aspectos reseñados en el anterior párrafo y las dudas que puede generar ciertos tratamientos en la reasignación de género puede llevar a ciertos facultativos a negarse, por el bien del paciente, a facilitar algunos tratamientos (en ciertos momentos, a determinados pacientes, o expresos productos). Este planteamiento hay que diferenciarlo, como ya se ha hecho alusión en otro apartado, de la practica transfobica o discriminatoria[25]. Estos resultados también pueden ofrecer un sustento para que el farmacéutico comunitario, ante una consulta, pueda ayudar a ponderar la situación en un intento de aportar las expectativas que realmente están sustentadas en la evidencia.

Antes de continuar hay que hacer alusión a la tercera vía para el transexual, la de no hacer una transición total al otro género, sino la de preferir sólo adoptar ciertos cambios. Esta situación es cada vez más frecuente y es aceptada por muchas asociaciones implicadas en el proceso. De ahí que «el estándar actual de atención es favorecer que cada persona transgénero busque solo aquellas intervenciones que desean afirmar su propia identidad de género»[26].

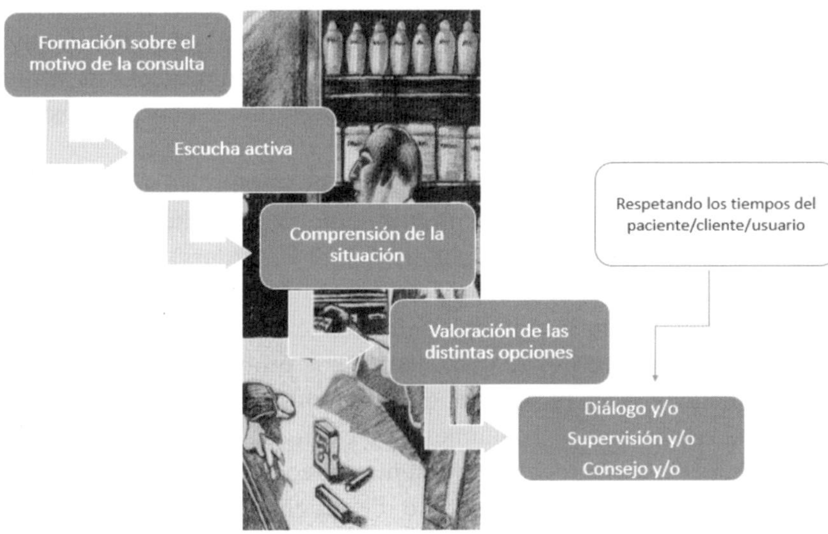
Formación sobre el motivo de la consulta
Escucha activa
Comprensión de la situación
Valoración de las distintas opciones
Respetando los tiempos del paciente/cliente/usuario
Diálogo y/o
Supervisión y/o
Consejo y/o

**Figura 5:** Proceso que debe seguir el farmacéutico comunitario ante una consulta de un paciente, cliente o usuario sobre una transición de género.

25 Williams, M.E., Freeman, P.A. *Transgender health: implications for aging and caregiving*. En: Fredriksen-Goldsen, K.I. *Caregiving with pride*. The Haworth Press, 2007; 99.

26 Deutsch, M.B. (ed.). *Guidelines for the primary and gender-affirming care of transgender and gender nonbinary people*. San Francisco: Universidad de California, 2016; 23.

## V. El proceso de reasignación de género

La reasignación de género tiene una gran transcendencia y conlleva una complicación farmacológica y quirúrgica que requiere de una preparación especial por parte del agente sanitario. Por este motivo, se hace merecedor de un apartado específico. A continuación, se va a a exponer el proceso que, de acuerdo con las directrices vigentes, se debe seguir para el cambio de género. Si el farmacéutico comunitario es conocedor de esas etapas será capaz de percibir cual es el momento, de decisión o transición, en el que se encuentra su paciente o cliente y cuales son sus necesidades específicas.

### 1. Diagnóstico

No hay duda de que lo más conveniente es que el proceso comience con un correcto diagnóstico de la situación. En un primer momento habrá que recurrir a un profesional de la salud mental para que descarte cualquier patología (por ejemplo, esquizofrenia) o algún otro problema que puede ser confundido con una auténtica disforia de género. Bocktin mantiene que «la atención de salud mental completa para la comunidad transgénero también debe considerarse en el contexto de un enfoque holístico de la salud de las personas transgénero, que incluye atención primaria integral y atención psicosocial»[27], una atención que, sin duda, tiene que estar también presente en el comienzo del diagnóstico.

En los protocolos internacionales de actuación siempre se apela a la necesidad de una revisión psicológica integral, cumplimiento de los criterios diagnósticos del DSM (Diagnostic and Statistical Manual of Mental Disorders) y verificación de que el sujeto cumple los criterios de preparación necesarios para dar comienzo a la transición[28]. Es evidente que, en los citados criterios, se van adoptando, con el paso del tiempo, normas más laxas en el sentido de que los problemas de salud mental, los problemas sicosociales, o los problemas de sustancias de abuso, se han comenzado a contemplar como situaciones no limitantes para el proceso de transición, debido a que se considera que, precisamente, esos problemas pueden ser motivados o el resultado de los inconvenientes provocados con la no identificación con el género biológico[29]. Independientemente del criterio que se adopte, el acompañamiento psicoterapéutico

[27] Bocktin, W., Knudson, G., Goldberg, J.M., *Counselling and mental health care of transgender adults and loves ones*. Vancouver: Transgender Health Program, 2006; 1.

[28] Hembree, W.C., Cohen kKettenis, P., Delemarre van de Waal, H.A., Gooren, L.J., Meyer, W.J., Spack, N.P., Tangpricha, V., Montori, V.M. *Endocrine Society. Endocrine treatment of transexual persons: an Endocrine Society Clinical Practice Guidelines*. J Clin Endocrinol Metab 2009; 94 (9): 3132-3154.

[29] Bockting, W., Knudson G., Goldberg J., *Assessment of hormone eligibility and readiness*. En: *Endocrine Therapy for transgender adults in British Columbia: suggested guidelines*. Vancouver: Transgender Health Program, 2006; B6.

será necesario en cualquier caso pues si hay una patología habrá que atenderla y si no la hay, y se trata realmente de una persona con disforia de género, habrá que asistirla tanto en todo el radical proceso que va a sufrir y que debe ir interiorizando personalmente, como en su relación con el entorno que, en muchas ocasiones, es el que genera una mayor desestabilización[30]. El diagnóstico debe ir acompañado de la verificación de ciertas cuestiones necesarias para prever que el tratamiento puede ser un éxito (más tarde se abordarán algunas de estos aspectos con más profundidad): experiencia de vida real, probabilidad de que sea responsable en la toma hormonal, aceptación de la información recibida, etc.

Aunque un correcto diagnóstico siempre es importante, en el caso del transexualismo adquiere una notable relevancia por las implicaciones personales y sociales, de hondo calado e irreversibilidad, que conlleva el proceso de transición de género. Hay que hacer notar que el diagnóstico se encuentra dificultado al no existir una evidencia biológica que sirva para identificar cuando una persona es transexual[31]. Hay trabajos que apuntan sobre ciertos motivos o evidencias que pueden ayudar al diagnóstico, aunque ninguna de ellas es concluyente. Por ejemplo, Gooren llama la atención sobre las diferencias de dos áreas del cerebro, el núcleo del lecho de la estría terminal y el núcleo uncinate del hipotálamo, que llevan a relacionar la disforia con el proceso de diferenciación sexual que afecta al cerebro[32].

Hay dos tipos de diagnóstico que merecen una especial atención. El primero de ellos es el diagnóstico en adolescentes ya que los problemas de «identidad de género en los niños a menudo se resuelven»[33] sin ninguna intervención, es decir, lo

[30] Sin embargo, cada vez es más frecuente que se considere la sicoterapia como algo no necesario y opcional según el criterio del sujeto que se va a someter al proceso de reasignación de género. BOCKTING, W., KNUDSON G., GOLDBERG, J., *Assessment of hormone eligibility and readiness*. En: Endocrine Therapy for transgender adults in British Columbia: suggested guidelines. Vancouver: Trnasgender Health Program, 2006; B5.

[31] ZUCKER, K.J., *Gender identity development and issues*. Child and Adolescent Psychiatric Clinics of North America 2004; 13: 551-68

[32] Para entender este proceso se puede recurrir a la explicación de Savic y col.: «se cree que durante el periodo intrauterino el cerebro fetal se desarrolla en la dirección masculina a través de una acción directa de la testosterona en las células nerviosas en desarrollo, o en la dirección femenina en ausencia del aumento de la citada hormona. De acuerdo con este concepto, nuestra identidad de género (la convicción de pertenecer al género masculino o femenino) y la orientación sexual deben programarse en nuestras estructuras cerebrales cuando aún estamos en el útero. Sin embargo, dado que la diferenciación sexual de los genitales tiene lugar en los primeros dos meses del embarazo y la diferenciación sexual del cerebro comienza en la segunda mitad del embarazo, estos dos procesos pueden influir de manera independiente, lo que puede llevar a la transexualidad». SAVIC I., GARCÍA-FALGUERAS A., SWAAB D.F. *Sexual differentiation of the human brain in relation to gender identity and sexual orientation*. Progress in Brain Research, 2010; 186: 41.

[33] GOOREN, L., *Care of transexual persons*. The New England Journal of Medicine, 2011; 364 (13): 1252.

que podría parecer una disforia de género no lo es, algo que no sucede cuando ya se plantea en la adolescencia o en la edad adulta. En esta época también hay que tener mucho más cuidado en distinguir una disforia de género con aquellas situaciones que derivan de un sentimiento de ser diferente como, por ejemplo, el travestismo o el espectro autista[34]. Por esta razón, Zucker mantiene que a diferencia de lo que se indica en la mayoría de los protocolos internacionales sobre diagnóstico de disforia de género, en los menores debería de verificarse que existe un deseo persistente de ser de otro género[35].

El segundo caso que requiere una especial atención es el de historias de homosexualidad combinadas con un proceso interno de homofobia. En ese supuesto el sujeto tiene problemas para aceptar los deseos sexuales con miembros de su propio sexo y, por ello, les es más fácil fantasear con pertenecer ellos mismos a otro sexo[36]. El diagnóstico acertado para estas personas les puede hacer un gran beneficio al evitarles todo el proceso farmacológico, quirúrgico y de aceptación social que les ocasionaría una reasignación que, en su caso, no sería necesaria.

En el proceso de diagnóstico la implicación del farmacéutico comunitario es limitada, quedando reducida al proceso de acompañamiento, principalmente de aquellos que han sido sus pacientes y conocen su evolución personal.

## 2. «Experiencia de vida real»

Cuando la persona es diagnosticada de disforia de género y quiere comenzar a sufrir la transformación al género sentido, hay que superar la fase denominada como «experiencia de vida real», en la que el varón comenzará a vivir como una mujer o la mujer como un varón en cuanto a hábitos, ropas, etc. Con ello se procura que la persona demuestre su pleno compromiso con el género elegido[37] y, por otra parte, esta situación, pueda ayudarle a ponderar las consecuencias familiares, interpersonales, socioeconómicas y legales que conlleva el proceso de transición de género[38]. Una vez

[34] de Vries, A., Noens, I., Cohen-Kettenis, P., van Berckelaer-Onnes, I., Doreleijers, T., *Autism spectrum disorders in gender dysphoric children and adolescents*. J Autism Dev Disord, 2010; 40: 930-6.

[35] Zucker, K.J., *The DSM diagnostic criteria for gender identity disorder in children*. Arch Sex Behav 2010; 39 (2): 477-98.

[36] Bockting, W., Knudson, G., Goldberg, J., *Assessment of hormone eligibility and readiness*. En: *Endocrine Therapy for transgender adults in British Columbia: suggested guidelines*. Vancouver: Transgender Health Program, 2006; B7.

[37] Knezevich, E.L., Viereck, L.K., Drincic, A.T., *Medical management of adult transexual persons*. Pharmacoteraphy 2012; 32 (1): 55.

[38] Bockting, W., Knudson, G., Goldberg, J., *Assessment of hormone eligibility and readiness*. En: *Endocrine Therapy for transgender adults in British Columbia: suggested guidelines*. Vancouver: Transgender Health Program, 2006; B4.

superada esta etapa, que durará aproximadamente un año[39], se está en disposición de pasar a la siguiente fase, la de terapia farmacológica hormonal. Hay casos en los que el sujeto no supera el periodo de experiencia de vida real al comprobar que la adopción de otro rol no es satisfactoria, o darse cuenta de que no supone la experiencia liberadora que imaginaba[40].

En esta fase la implicación del farmacéutico comunitario también es muy limitada quedando, como en el caso anterior, reducida al proceso de acompañamiento, principalmente de aquellos que han sido sus pacientes y conocen su evolución personal.

## 3. **Tratamiento farmacológico**

Hasta hace pocos años se requería una «carta de referencia» de un profesional de la salud mental antes del inicio de la terapia hormonal. En cambio, en la actualidad muchos proveedores experimentados en la atención de personas transgénero han comenzado a omitir este requisito, estableciendo como única exigencia, para iniciar el proceso hormonal, el «consentimiento informado»[41].

El proceso de farmacoterapia comienza con el tratamiento hormonal cruzado. Se basa en proporcionar hormonas propias del género contrario al sexo biológico con el objeto de que, aquellos que se sienten de otro género distinto al biológico, puedan vivir más fácilmente como miembros del sexo identificado. En palabras de Moore «el tratamiento endocrino proporciona cierto alivio a la dicotomía entre lo que es su cuerpo y su percepción de su identidad sexual»[42].

En esta etapa el farmacéuticon tiene un importante papel en el seguimiento farmacoterapéutico, controlando los efectos indeseables, ayudando en la adherencia del tratamiento, etc. También es muy relevante su labor en la información que puede ir facilitando al paciente durante todo el proceso, para ello, el farmacéutico tiene que conocer las distintas etapas de la transición, las características y los tiempos de cada uno de los pasos. Por ejemplo, el varón en transición a mujer puede ponerse nervioso por no observar los cambios que espera en sus pechos, el farmacéutico que lo acompaña en el proceso puede atender y paliar esa inquietud ofreciendo la información adecuada, que será diferente si percibe que es debida a que el sujeto tiene unas

[39] Gooren, L.J., *Care of transexual persons*. The New England Journal of Medicine, 2011; 364; 13: 1252.

[40] Bockting, W., Knudson G., Goldberg, J., *Assessment of hormone eligibility and readiness. En: Endocrine Therapy for transgender adults in British Columbia: suggested guidelines*. Vancouver: Transgender Health Program, 2006; B4.

[41] Deutsch, M.B. (ed.), *Guidelines for the primary and gender-affirming care of transgender and gender nonbinary people*. San Francisco: Universidad de California, 2016; 25.

[42] Moore, E., Wisniewski, A., Dobs, A., *Endocrine treatment of transexual people: a review of treatment regimens, outcomes, and adverse effects*. The Journal of Clinical Endocrinology & Metabolism, 2003; 88: 3467.

expectativas desmedidas sobre el resultado de la transformación (por ejemplo, sobre el tamaño que puede alcanzar el pecho) o, simplemente, a una falta de paciencia (por considerar que el tratamiento debe de dar resultados visibles de forma más inmediata). El farmacéutico, con la información obtenida de forma directa y a tiempo real, está en una situación ideal para favorecer que la persona en transición de género no pierda la adherencia al tratamiento o para que no busque en el «mercado negro» productos para acelerar la transición.

### A. *Información y consentimiento informado*

En lo que respecta a la información habrá que atender a dos apartados. El primero es el de la información general sobre el proceso de transición de género. El segundo, mas especifíco, está dirigido al tratamiento: tipo de hormona elegida, via de administración, posología, etc. Es un requisito legal y ético que cualquier persona deba estar bien informada antes de comenzar un tratamiento de cualquier tipo, algo que adquiere un grado de necesidad más apremiante en los tratamientos hormonales en transexuales debido al gran impacto que van a ocasionar sobre el sujeto.

Hay cuestiones básicas que deben ser tenidas en consideración cuando se comienza el proceso informativo con el paciente. Uno de esos aspectos que requiere una reflexión es el de poner en conocimiento de la persona en transición que hay efectos hormonales previos que no pueden ser revertidos como, por ejemplo, aquellos que afectan al esqueleto o las cuerdas vocales[43]. Después debe recibir una amplia y clara información sobre el proceso farmacológico al que va a ser sometido, sus efectos adversos y secundarios, la duración del mismo, el grado de eficacia, la estabilidad o la inconsistencia de las modificaciones, y su influencia sobre la fertilidad. También habrá que informar al paciente de que los tratamientos que va a utilizar para la transición de género no están aprobados para este fin por las agencias regulatorias del medicamento, es lo que se conoce como uso off-label del medicamento[44]. Este hecho ha generado que los datos que se poseen sobre ciertos tratamientos no se hayan obtenido en estudios sobre su aplicación en transexuales, sino sobre lo que sucede con ese medicamento en determinadas patologías como, por ejemplo, un tratamiento de privación de andrógenos en hombres para el tratamiento del cáncer de próstata[45], o

[43] Gooren, L.J., *Care of transexual persons*. The New England Journal of Medicine, 2011; 364; 13: 1253.

[44] «No se han realizado ensayos aleatorios para determinar las formulaciones y dosis óptimas de las hormonas de sexo cruzado». Gooren, L.J., *Care of transexual persons*. The New England Journal of Medicine, 2011; 364; 13: 1253.

[45] Asscheman, H., Giltay, E.J., Megens, J.A., de Ronde, W.P., van Trotsenburg M.A., Gooren, L.J., *A long-term follow-up study of mortality in transsexuals receiving treatment with cross-sex hormones*. Eur J Endocrinol 2011; 164 (4): 640.

la espirinolactona para la transición de hombre a mujer basando su uso en los datos proporcionados en el tratamiento del hirsutismo en mujeres no transgénero[46]. Por ello, conviene recordar que todavía faltan datos clínicos sólidos, sobre todo a largo plazo[47]. Aquí es preciso hacer una llamada sobre la responsabilidad que tienen, los laboratorios farmacéuticos y las agencias regulatorias del medicamento, en establecer las bases de una investigación adecuada que permita contar con un arsenal de medicamentos, ensayados y aprobados, para el objetivo que se persigue, la transición de género. Con ello se evitarían riesgos innecesarios a este sector de la población.

No obstante, desde distintos sectores se traslada a los profesionales sanitarios y, en muchas ocasiones, a la población general una sensación de normalidad sobre los tratamientos. Por ejemplo, Deutsch, en uno de sus trabajos sobre la posibilidad de que distintos profesionales puedan iniciar el tratamiento hormonal a transexuales, sin la necesidad de una remisión a un profesional de salud mental, indica que «la mayoría de los medicamentos utilizados en la terapia hormonal de afirmación de género son sustancias de uso común con las que la mayoría de los prescriptores ya están familiarizados debido a su uso en el tratamiento de la menopausia, la anticoncepción, el hirsutismo, la calvicie de patrón masculino, el prostatismo o el sangrado uterino anormal»[48], pero a la autora se le olvida indicar que esos medicamentos se han probado para solucionar unos problemas médicos que nada tienen que ver con lo que aquí se trata. Este mismo enunciado se encuentra en las pautas del Center of Excellence for Transgender Health de la Universidad de California[49].

El problema de la utilización off-label de los medicamentos, para la transición de género, afecta al sujeto que consume el producto y también de forma directa al farmacéutico comunitario, al encontrarse sin recursos suficientes cuando un usuario le pregunta sobre algún aspecto de uno de esos medicamentos, ya que al tratar de buscar referencias en las bases de datos no las encontrará referidas al cambio de género sino a otros procesos muy distintos, como ya se ha comentado anteriormente.

En cualquier caso, para evitar abusos o para asegurar que el proceso informativo ha sido el adecuado se deberá obtener el consentimiento informado del paciente[50].

[46] DHAL, M., FELDMAN, J.L., GOLDBERG, J., JABERI, A., *Physical aspects of transgender endocrine therapy*. En: *Endocrine Therapy for transgender adults in British Columbia: suggested guidelines*. Vancouver: Transgender Health Program, 2006; A4.

[47] GOOREN, L.J., GILTAY, E.J., BUNCK, M.C. *Long-term treatment of transsexuals with cross-sex hormones: extensive personal experience*. J Clin Endocrinol Metab, 2008; 93 (1): 19.

[48] DEUTSCH, M.B., *Initiating hormone therapy*. http://transhealth.ucsf.edu/trans?page=guidelines-initiating-hormone-therapy (Accedido el 5 de abril de 2019)

[49] DEUTSCH, M.B. (ed.), *Guidelines for the primary and gender-affirming care of transgender and gender nonbinary people*. San Francisco: Universidad de California, 2016; 25.

[50] BOCKTING, W., KNUDSON, G., *Assessment of hormone eligibility and readiness*. En: *Endocrine Therapy for transgender adults in British Columbia: suggested guidelines*. Vancouver: Transgender Health Program, 2006; B2-B4.

## B. *El tratamiento hormonal*

Los tratamientos hormonales serán diferentes según se trate de transiciones de hombre a mujer o de mujer a hombre. Además, deberán ser individualizados en función de la persona, teniendo en consideración «los objetivos del paciente[51], la relación riesgo/beneficio de los medicamentos, la presencia de otras afecciones médicas y la consideración de los problemas sociales y económicos»[52].

Una cuestión de gran relevancia es determinar quien debe ser el encargado de la implantación del tratamiento hormonal. Al revisar los distintos protocolos se observa una falta de uniformidad en ese criterio, variación que viene muy afectada por el momento de publicación del protocolo, observándose criterios menos restrictivos en los más recientes. Tradicionalmente se ha ocupado el endocrino en colaboración con otros miembros del equipo sanitario. Sin embargo, también en esta cuestión se está produciendo un cambio en el sentido de facilitar el proceso y, por ello, en algunos protocolos más recientes se establece que el tratamiento recaiga en atención primaria (médico de atención primaria y/o enfermera), quedando la actuación del endocrino restringida a cuando «el proveedor de atención primaria no tiene experiencia con la salud de personas transgénero o si el paciente tiene un trastorno metabólico o endocrino preexistente que puede verse afectado por la terapia endocrina»[53].

### a. *Transición de hombre a mujer*

La base de este tratamiento son los estrógenos que ayudan a lograr la feminización del paciente. También se suelen acompañar de antiandrógenos que reducen la testosterona endógena y, de ese modo, se potencia el efecto feminizante del estrógeno.

En ocasiones, se hace referencia al tratamiento con progestágenos. Su efecto positivo sobre el desarrollo del tejido mamario no debe de llevar a confusión, ya que es muy discutido su papel beneficioso en la feminización[54] y, por otra parte, sus efectos adversos son más nocivos que los provocados por los estrógenos[55]. Entre ellos, cabe destacar: mayor riesgo de enfermedad coronaria, ictus, depresión, consecuencias

[51] Puede ser que el paciente quiera un cambio total o simplemente un proceso de feminización o una presentación andrógina.

[52] DHAL, M., FELDMAN, J.L., GOLDBERG, J., JABERI, A., *Physical aspects of transgender endocrine therapy*. En: *Endocrine Therapy for transgender adults in British Columbia: suggested guidelines*. Vancouver: Transgender Health Program, 2006; A1.

[53] DHAL, M., FELDMAN, J.L., GOLDBERG, J., JABERI, A., *Physical aspects of transgender endocrine therapy*. En: *Endocrine Therapy for transgender adults in British Columbia: suggested guidelines*. Vancouver: Transgender Health Program, 2006; A1.

[54] KNEZEVICH, E.L., VIERECK, L.K., DRINCIC, A.T., *Medical management of adult transexual persons*. Pharmacoteraphy 2012; 32 (1): 56, 58.

[55] ROSSOUW, J.E., ANDERSON, G.L., PRENTICE, R.L. *et al.*, *Risks and benefits of estrofen plus progestin in healthy postmenopausal womwn*. JAMA, 2002; 288: 321-3.

metabólicas, etc[56]. En la actualidad, por las razones aludidas en las líneas anteriores, los progestágenos no son recomendados para los tratamientos de reasignación de género.

Con el tratamiento hormonal se procura disminuir las características secundarias del sexo de nacimiento y potenciar aquellas del sexo deseado. La idea es mantener los niveles de estradiol en el rango de una mujer premenopausica (<200 pg/ml) y suprimir la testosterona hasta los niveles normales en la mujer (<55 ng/ml)[57]. Durante este proceso es necesario realizar dos controles. El primero, monitorizar los niveles de hormona para que estén en consonancia con los parámetros fisiológicos y, por otra parte, disminuir la posibilidad de efectos adversos. El segundo, ir siguiendo el desarrollo de los cambios físicos esperados que proporcionen información «visible» sobre si el tratamiento y la posología son los adecuados. Par ello, será necesario que se conozca cual es la evolución esperada con el tratamiento.

En los tres primeros meses se va a apreciar una disminución de la libido y de las erecciones y a partir de ahí comenzará a ser visible la redistribución de la grasa corporal, la disminución de la masa muscular y del volumen de los testículos (que llegará a reducirse hasta un 25% durante el primer año)[58], y un ablandamiento de la piel. A los seis meses ya se puede apreciar la disminución del vello (aunque no se puede llegar a eliminar solo con hormonas) y la reducción de producción de esperma. Un incipiente crecimiento de los senos se puede advertir dentro de los 3-6 meses, se tratará de un crecimiento gradual, muy variable en los distintos sujetos. El desarrollo del pezón tardará dos o más años[59].

[56] DHAL, M., FELDMAN, J.L., GOLDBERG, J., JABERI, A., *Physical aspects of transgender endocrine therapy*. En: *Endocrine Therapy for transgender adults in British Columbia: suggested guidelines*. Vancouver: Transgender Health Program, 2006; A4.

[57] KNEZEVICH, E.L., VIERECK, L.K., DRINCIC, A.T., *Medical management of adult transexual persons*. Pharmacoteraphy 2012; 32 (1): 56.

[58] DHAL, M., FELDMAN, J.L., GOLDBERG, J., JABERI, A., *Physical aspects of transgender endocrine therapy*. En: *Endocrine Therapy for transgender adults in British Columbia: suggested guidelines*. Vancouver: Transgender Health Program, 2006; A2.

[59] DHAL, M., FELDMAN, J.L., GOLDBERG, J., JABERI, A., *Physical aspects of transgender endocrine therapy*. En: *Endocrine Therapy for transgender adults in British Columbia: suggested guidelines*. Vancouver: Transgender Health Program, 2006; A2.

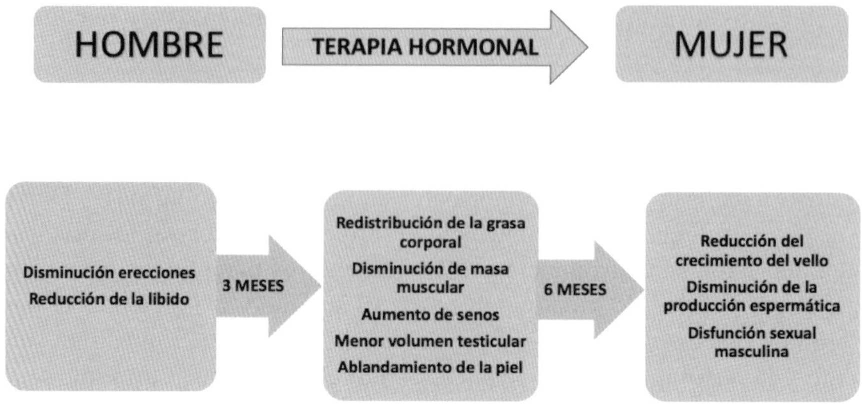


**Figura 6:** Cambios producidos por la terapia hormonal en la transición de hombre a mujer —para la realización de la grafica se han utilizado los trabajos de Knezevich (2012) y Hembree (2009)—.

En cuanto a los tratamientos hormonales se utilizan estrógenos naturales (17-β estradiol) en forma oral, inyectable o transdermica; estrógenos sintéticos (etinilestradiol); inhibidores de andrógenos; y análogos de la hormona liberadora de la gonadotrofina.

Los estrógenos naturales son preferibles a los sintéticos. Hay varias cuestiones que avalan la anterior afirmación: los artificiales no permiten la monitorización a través de análisis de sangre (algo muy importante en el control que requiere el proceso de reasignación de género) y, además, incrementan los niveles de triglicéridos y el riesgo de tromboembolismo[60] y muertes por causa cardiovascular[61]. En España no se comercializan solos[62].

Una vez se ha determinado que los estrógenos naturales son los de elección habrá que plantear cual es la mejor forma farmacéutica para ser aplicados. Los orales se metabolizan en el hígado (produciendo el denominado «efecto de primer paso»), en cambio

[60] Toorians, *et al.* evidenciaron este hecho y, además, determinaron que el efecto protombico se debe a la estructura molecular más que a un efecto hepático de primer paso. Toorians, A.W., Thomassen, M.C., Zweegman, S., Magdeleyns, E.J., Tans, G., Gooren, L.J., Rosing, J., *Venous thombosis and changes of hemostatic variables during cross-sex hormone treatment in transexual people*. J Clin Endocrinol Metab 2003; 88 (12): 5723-9. Por su parte, Gooren *et al.*, determinaron que la incidencia de trombosis venosa en transexuales tratados con etinilestradiol era del 6-8%, porcentaje que se reducía al ser tratados con estrógenos naturales. Gooren LJ, Giltay E.J., Bunck, M.C., *Long-term treatment of transsexuals with cross-sex hormones: extensive personal experience*. J Clin Endocrinol Metab, 2008; 93 (1): 19.

[61] Se ha asociado con un riesgo triple de muerte cardiovascular: Asscheman H, Giltay, E.J., Megens, J.A., de Ronde, W.P., van Trotsenburg, M.A., Gooren, L.J., *A long-term follow-up study of mortality in transsexuals receiving treatment with cross-sex hormones*. Eur J Endocrinol 2011; 164 (4): 639.

[62] Villa, L.F., (Director). *Medimecum. Guía de terapia farmacológica*. Springer Healthcare, 2018; 502.

los tansdermicos no y, por ello, tienen una mayor biodisponibilidad y menos toxicidad hepatobiliar lo que los hace más recomendables para aquellos pacientes con problemas hepáticos. Los preparados transdermicos tienen un menor riesgo tromboembólico[63] y, por ello, serán los de elección en pacientes con mayor riesgo de padecer eventos tromboembolicos (mayores de 40 años[64], fumadores, etc.)[65]. Entre los transdermicos son preferibles los parches a los geles ya que estos últimos necesitan una gran zona de piel para su absorción. Los inyectables pueden ser beneficiosos en el caso de no alcanzar los niveles adecuados de estrógenos circulantes por medio de los preparados orales y transdérmicos. La parte negativa de los inyectables es que pueden tardar más tiempo en alcanzar el estado estacionario y, por otra parte, tienen un mayor potencial de abuso o sobredosis[66].

ESTRÓGENOS

| | Ventajas | Desventajas |
|---|---|---|
| Orales | Mas económico<br>Fácil de administrar | Se metabolizan en el hígado |
| Intramusculares | Mayor flexibilidad en las dosis | Mayor potencial de abuso o sobredosis |
| Transdermicos | Mayor biodisponibilidad<br>Mejor tolerancia gastrointestinal<br>Menor toxicidad hepatobiliar<br>Mayor comodidad de uso | Mas caros<br>Reacciones cutáneas |

Fuente: Knezevich E (2012), Villa (2018)

**Figura 7:** Ventajas e inconveniente de las distintas vías de administración de estrógenos en la transición de hombre a mujer —para la realización de la grafica se han utilizado los trabajos de Knezevich (2012) y Villa (2018)—.

[63] DHAL, M., FELDMAN, J.L., GOLDBERG, J., JABERI, A., *Physical aspects of transgender endocrine therapy*. En: *Endocrine Therapy for transgender adults in British Columbia: suggested guidelines*. Vancouver: Transgender Health Program, 2006; A3.

[64] El protocolo de los Países Bajos establecía que, por los problemas cardiovasculares, la administración tenía que ser transdermica cuando los pacientes alcanzaban los 40 años. MOORE, E., WISNIEWSKI, A., DOBS, A. *Endocrine treatment of transexual people: a review of treatment regimens, outcomes, and adverse effects*. The Journal of Clinical Endocrinology & Metabolism, 2003; 88: 3468.

[65] KNEZEVICH, E.L., VIERECK, L.K., DRINCIC, A.T., *Medical management of adult transexual persons*. Pharmacoteraphy 2012; 32 (1): 57. VAN KESTEREN P.J., ASSCHEMAN H., MEGENS J.A., GOOREN L.J., *Mortality and morbidity in transexual subjects treated with cross-sex hormones*. Clinical Endocrinology, 1997; 47: 37-342.

[66] DHAL, M., FELDMAN, J.L., GOLDBERG, J., JABERI, A., *Physical àspects of transgender endocrine therapy*. En: *Endocrine Therapy for transgender adults in British Columbia: suggested guidelines*. Vancouver: Transgender Health Program, 2006; A5.

Un aspecto que reviste una especial atención es el de las dosis de estrógenos que son requeridas, oscilan entre 2 y 3 veces a las recomendadas para la terapia de reemplazo hormonal. La razón de indicar el interés sobre esta cuestión es por la indeterminación sobre los efectos del tratamiento, volvemos a encontrarnos con el problema de estar utilizando medicamentos off-label. En este sentido, y como ejemplo, tenemos la referencia de la utilización de estrógenos en terapia hormonal sustitutiva. Pues bien, en los procesos de reasignación de género se utilizan, como ya se ha indicado anteriormente, dosis 2-3 veces superiores a las recomendadas para la terapia hormonal sustitutiva[67] lo que, en principio, puede hacer saltar una alarma ya que en estudios recientes se ha demostrado que el uso continuado de estrógenos en mujeres, por cualquier vía de administración, aumenta el riesgo de cáncer de mama de forma dependiente de la duración del tratamiento, de cáncer de endometrio, trombosis venosa profunda y accidente cerebrovascular. De ahí que los expertos desaconsejen el tratamiento hormonal sustitutorio salvo en casos justificados y siempre durante el menor tiempo posible (2-3 años)[68]. Si extrapolamos esta información, al caso de un tratamiento para reasignación de género, nos encontramos con el riesgo que supone administrar unas dosis tan elevadas de estrógenos durante un tiempo muy prolongado (de los 2-3 años a los 20-30 de promedio). Aunque, por otra parte, nos hallamos con la incertidumbre que suscita que el tratamiento no es facilitado a una mujer sino a un hombre y esto puede ofrecer variaciones en el comportamiento del medicamento. Vuelvo a hacer referencia a que es preciso abordar el tema del tratamiento hormonal para la reasignación de género con profesionalidad, la seguridad de la población afectada exige que las multinacionales del sector inviertan medios económicos en investigación y que los estamentos públicos pongan los medios para que se cumpla ese objetivo.

Se ha indicado que en el tratamiento hormonal con estrógenos se suprime la producción de gonadotropinas y, por lo tanto de andrógenos, pero el resultado es mejor si se acompaña de un análogo de la hormona liberadora de gonadotropina (GnRH)[69] o una terapia antiandrogénica con el objeto de disminuir los niveles de testosterona[70]. Aunque el estrógeno también suprime la hormona luteinizante (LH), la dosis de estrógeno necesaria para una supresión efectiva de la LH es peligrosamente alta[71]. En

[67] MOORE, E., WISNIEWSKI, A., DOBS, A., *Endocrine treatment of transexual people: a review of treatment regimens, outcomes, and adverse effects*. The Journal of Clinical Endocrinology & Metabolism, 2003; 88: 3467.

[68] VILLA, L.F. (Director). *Medimecum. Guía de terapia farmacológica*. Springer Healthcare, 2018; 502.

[69] DITTRICH R, BINDER H, CUPISTI S, HOFFMANN I, BECKMANN MW, MUELLER A. *Endocrine treatment of male-to-female transsexuals using gonadotropin-relasing homone agonist*. Exp Clin Endocrinol Diabetes 2005; 113: 586-92

[70] GOOREN LJ. *Care of transexual persons*. The New England Journal of Medicine, 2011; 364; 13: 1253.

[71] DHAL, M., FELDMAN J.L., GOLDBERG J., JABERI, A., *Physical aspects of transgender endocrine therapy*. En: *Endocrine Therapy for transgender adults in British Columbia: suggested guidelines*. Vancouver: Transgender Health Program, 2006; A2.

Europa se suele utilizar la ciproterona, un agonista parcial androgénico y progestágeno débil[72] (es un inhibidor de la 5α-reductasa e interfiere con la unión de la testosterona en los receptores). En USA no se facilita la ciproterona por su toxicidad hepática y se administra la espironolactona que es una antagonista de la aldosterona[73] y tiene un efecto directo para reducir el crecimiento del vello de patrón masculino y, además, minimiza la dosis de estrógeno necesaria para suprimir la testosterona, lo que resulta ser un beneficio adicional ya que reduce los riesgos asociados con las altas dosis de estrógeno exógeno[74]. La finasterida, un inhibidor de la testosterona, se puede utilizar cuando persiste el patrón de la calvicie masculina[75]. La finasterida «puede disminuir los niveles séricos de PSA (antígeno prostático), lo que exige que se hagan las pruebas necesarias para descartar la coexistencia de adenocarcinoma de próstata antes de iniciar el tratamiento» (…) también se ha evidenciado «un ligero aumento del riesgo de cáncer de mama masculino»[76]. En cuanto a la flutamida, se ha asociado con hepatotoxicidad en casos de tratamiento por cáncer de próstata y por esta razón no se recomienda.

[72] Este medicamento se ha asociado a cambios depresivos, algo a tener en consideración en transexuales, aunque se piensa que este efecto es transitorio durante los primeros 6 meses de uso. Asscheman, H., Giltay E.J., Megens, J.A., de Ronde, W.P., van Trotsenburg, M.A., Gooren, L.J., *A long-term follow-up study of mortality in transsexuals receiving treatment with cross-sex hormones*. Eur J Endocrinol 2011; 164 (4): 640.

[73] Prior *et al.* observaron que la respuesta clínica con espironolactona, incluida la disminución del patrón de cabello masculino, el desarrollo de los senos, la feminización y la falta de erecciones fue excelente en la mayoría de los sujetos. Prior, J.C., Vigna, Y.M., Watson, D., *Spironolactone with physiological female steroids for presurgical therapy of male-to-female transsexualism*. Arch Sex Behav, 1989; 18 81): 49-57.

[74] Dhal, M., Feldman, J.L., Goldberg, J., Jaberi, A., *Physical aspects of transgender endocrine therapy*. En: *Endocrine Therapy for transgender adults in British Columbia: suggested guidelines*. Vancouver: Transgender Health Program, 2006; A3.

[75] Knezevich, E.L., Viereck, L.K., Drincic, A.T., *Medical management of adult transexual persons*. Pharmacoteraphy 2012; 32 (1): 58.

[76] Villa, L.F. (Director), *Medimecum. Guía de terapia farmacológica*. Springer Healthcare, 2018; 533.

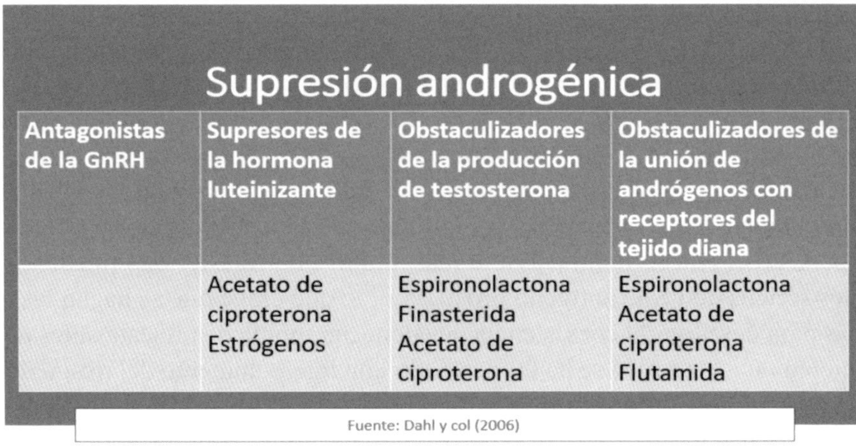

**Supresión androgénica**

| Antagonistas de la GnRH | Supresores de la hormona luteinizante | Obstaculizadores de la producción de testosterona | Obstaculizadores de la unión de andrógenos con receptores del tejido diana |
|---|---|---|---|
| | Acetato de ciproterona<br>Estrógenos | Espironolactona<br>Finasterida<br>Acetato de ciproterona | Espironolactona<br>Acetato de ciproterona<br>Flutamida |

Fuente: Dahl y col (2006)

**Figura 8:** Alternativas de tratamiento en la supresión androgénica en los procesos de transición de género de hombre a mujer —para la realización de la grafica se ha utilizado el trabajo de Dahl (2006)—.

También se han observado buenos resultados al combinar los estrógenos con análogos de la hormona liberadora de gonadotropina[77], como puede ser el acetato de goserelina.

El profesional sanitario que atiende a una persona en transición de género debe conocer los aspectos farmacológicos de cada uno de los medicamentos utilizados, y también cuál es su eficacia tanto temporal como final. En este sentido, hay aspectos que revertirán cuando se abandone el tratamiento hormonal, otros que no (por ejemplo, el desarrollo mamario del complejo pezón-areola[78]) y otros últimos de los que se desconoce su reversibilidad (cambios en la fertilidad). En cuanto a la percepción de cuál debe ser la evolución del proceso de cambio de género, puede dar pistar al profesional para saber informar o tranquilizar al paciente en qué momento de la evolución se encuentra, que reacciones se esperan en esa etapa, etc. Por ejemplo, como ya se ha indicado, la formación de los senos comienza dentro de los tres primeros meses de la terapia hormonal cruzada, alcanzándose su máximo dos años después. El tamaño de los pechos es una cuestión que suele preocupar y obsesionar a los sujetos que emprenden una transición de hombre a mujer, ya que en la mayoría de los casos

[77] DITTRICH, R., BINDER, H., CUPISTI, S., HOFFMANN, I., BECKMANN, M.W., MUELLER, A., *Endocrine treatment of male-to-female transsexuals using gonadotropin-relasing homone agonist*. Exp Clin Endocrinol Diabetes 2005; 113: 586-92.

[78] DHAL, M., FELDMAN, J.L., GOLDBERG, J., JABERI, A., *Physical aspects of transgender endocrine therapy*. En: *Endocrine Therapy for transgender adults in British Columbia: suggested guidelines*. Vancouver: Transgender Health Program, 2006; A2.

no se alcanzan las proporciones deseadas por cuestiones fisiológicas y también por su relación con la estructura ósea del varón que hace que los senos ofrezcan una percepción de tamaño menor. Esto es un hecho que puede parecer menor pero que si no es bien entendido, por la persona que se somete a la transición de género, puede llevarle a situaciones de desasosiego y, hasta incluso, al consumo de progestagénos de forma «clandestina».

Otras manifestaciones externas que pueden seguirse son las del vello y la voz. El vello se irá debilitando y eliminando, aunque no siempre se logra en su totalidad y, por ello, se requiere recurrir a electrolisis o laser. Otro factor importante es la voz. Ni los estrógenos ni los antiandrógenos tienen capacidad para cambiar la voz y será necesario su entrenamiento con un logopeda para realizar una terapia del lenguaje. En última instancia se puede recurrir a una cirugía laríngea para alterar la frecuencia de la voz[79].

Por último, es preciso tener en consideración todas las modificaciones fisiológicas[80] y los efectos adversos, reales y apreciables[81], que se pueden suscitar[82] con los estrógenos: migrañas, infertilidad, disfunción hepática, aumento de peso, labilidad, inestabilidad emocional[83], hiperprolactinemia con una probable asociación con el crecimiento acelerado de los prolactinomas[84], colelitiasis, trombosis[85], embolia

[79] KNEZEVICH, E.L., VIERECK, L.K., DRINCIC, A.T., *Medical management of adult transexual persons*. Pharmacoteraphy 2012; 32 (1): 58.

[80] Por ejemplo, las implicaciones para el aclaramiento de creatinina: LEACH, C., *Pharmacotherapy considerations in the management of transgender patients: an alternative viewpoint*. Pharamacotherapy 2016; 36 (4): e28.

[81] MOORE, E., WISNIEWSKI, A., DOBS, A., *Endocrine treatment of transexual people: a review of treatment regimens, outcomes, and adverse effects*. The Journal of Clinical Endocrinology & Metabolism, 2003; 88: 3469.

[82] KNEZEVICH, E.L., VIERECK, L.K., DRINCIC, A.T., *Medical management of adult transexual persons*. Pharmacoteraphy 2012; 32 (1): 58-9.

[83] Parece que sí hay una mayor emotividad, pero poca o ninguna influencia en los aspectos de la cognición o la memoria tipificada por sexo. MILLAS, C., GREEN, R., HINES, M., *Estrogen treatment effects on cognition, memory and mood in male-to-female transsexuals*. Horm Behav, 2006; 50 (5): 708-17; DEUTSCH, M.B. (ed.), *Guidelines for the primary and gender-affirming care of transgender and gender nonbinary people*. San Francisco: Universidad de California, 2016; 26.

[84] GOOREN, L., ASSIES, J., ASSCHEMAN, H., de SLEPTE, R., VAN KESSEL, H., *Estrogen-induced prolactinoma in a men*. J Clin Endocrinol Metab, 1988; 66: 444-446.

[85] WEINAND, J.D., SAFER, J.D., *Hormone therapy in transgender adults is safe with provider supervision; A review of hormone therapy sequelae for transgender individuals*. Journal of Clinical & Translational Endocrinology, 2015; 2: 58. En un estudio sobre 816 personas que se sometieron a la transición de hombre a mujer con estrógenos orales y antiandrógenos se observó que la mayor complicación era el incremento de tromboembolismo venoso. VAN KESTEREN, P.J., ASSCHEMAN, H., MEGENS, J.A., GOOREN, L.J., *Mortality and morbidity in transexual subjects treated with cross-sex hormones*. Clinical Endocrinology, 1997; 47: 37-342.

pulmonar[86], enfermedad cardiovascular, cáncer hormonodepediente[87], cáncer de pulmón[88], suicidio, lupus eritematoso sistémico[89], disminución del deseo sexual[90], aumento en la resistencia a la insulina[91], etc. También es muy necesario conocer el momento en el que se incrementa el riesgo de un efecto adverso para realizar una monitorización del proceso hormonal, determinando los niveles de hormona. No obstante, y ante todo lo mantenido en los párrafos anteriores, hay que destacar que se puede evidenciar una cierta contradicción sobre algunos efectos de estos tratamientos. Por ejemplo, se han encontrado niveles favorables en los niveles lipídicos con aumento de HDL y disminución de LDL[92] que, no obstante, se ven contrarrestados por el aumento de peso, de grasa corporal o de presión arterial. Por último, también hay que tener en consideración que normalmente, en las cirugías de cambio de género, no se extirpa la próstata por ser un proceso complicado. De ahí que no haya que olvidar los problemas de hiperplasia o cáncer de próstata[93].

El farmacéutico debe estar atento a las posibles interacciones entre medicamentos. Es conocido que los estrógenos pueden interactuar con otros medicamentos y esto

[86] Dhal, M., Feldman, J.L., Goldberg, J., Jaberi, A., *Physical aspects of transgender endocrine therapy*. En: *Endocrine Therapy for transgender adults in British Columbia: suggested guidelines*. Vancouver: Transgender Health Program, 2006; A3.

[87] Mueller y Goren, a partir de una revisión de la literatura en PubMed, concluyeron afirmando que habían encontrado pocos casos de cáncer relacionado con hormonas en transexuales adenomas lactotrofos, carcinoma de mama y cáncer de próstata), aunque eran conscientes de que pudiera haber deficiencias en la información de los casos y que la probabilidad de un tumor relacionado con hormonas aumentaba con la duración de la exposición a las hormonas de sexo cruzado y el envejecimiento de la población. Mueller, A., Gooren, L., *Hormone-related tumors in transsexuals receiving treatment with cross-sex hormones*. European Journal of Endocrinology, 2008: 159: 197.

[88] Se ha comprobado un aumento significativo en este tipo de cáncer, pero parece relacionarse con el hecho de que la población transexual fuma más que la general: Asscheman, H., Giltay, E.J., Megens, J.A., de Ronde, W.P., van Trotsenburg, M.A., Gooren, L.J., *A long-term follow-up study of mortality in transsexuals receiving treatment with cross-sex hormones*. Eur J Endocrinol 2011; 164 (4): 640.

[89] Weinand, J.D., Safer, J.D., *Hormone therapy in transgender adults is safe with provider supervision; A review of hormone therapy sequelae for transgender individuals*. Journal of Clinical & Translational Endocrinology, 2015; 2: 58.

[90] Wierckx, K., Elaut, E., Van Hoorde, B., Heylens, G., De Cuypere, G., Monstrey, S., Weyers, S., Hoebeke, P., T'Sjoen, G., *Sexual desire in trns persons: associations with sex reassigment treatment*. J Sex Med, 2014; 11 (1): 107-18.

[91] Este problema también se encuentra en los procesos de transición de mujer a hombre. Weinand, J.D., Safer, J.D., *Hormone therapy in transgender adults is safe with provider supervision; A review of hormone therapy sequelae for transgender individuals*. Journal of Clinical & Translational Endocrinology, 2015; 2: 59.

[92] Asscheman, H., Giltay, E.J., Megens, J.A., de Ronde, W.P., van Trotsenburg, M.A., Gooren, L.J., *A long-term follow-up study of mortality in transsexuals receiving treatment with cross-sex hormones*. Eur J Endocrinol 2011; 164 (4): 640.

[93] Mueller, A., Gooren, L., *Hormone-related tumors in transsexuals receiving treatment with cross-sex hormones*. European Journal of Endocrinology, 2008: 159: 199.

puede dificultar la obtención de los efectos planificados y deseados. Por ejemplo, los anticonvulsivos y la rifampicina disminuyen el efecto del estrógeno, mientras que los corticosteroides aumentan su efecto con el estrógeno.

Como ya se ha indicado en párrafos anteriores, los estrógenos se suelen acompañar de productos antiandrogenicos que, a su vez, cuentan con específicos efectos adversos que habrá que sumar a los manifestados por los estrógenos. Por ejemplo, la espironolactona puede generar hiperpotasemia, insuficiencia renal, hipotensión y erupción cutánea[94].

En cuanto a la mortalidad, hay estudios que parecen confirmar que esta aumenta durante el tratamiento de hormona cruzada[95], en THM se ha determinado que puede ser hasta un 51% más alta que en la población general, pero esta situación no parece que se genere directamente por los efectos adversos provocados por las hormonas, sino que pueden ser inducidas por el incremento de las muertes por suicidio, síndrome de inmunodeficiencia adquirida, abuso de drogas o causas desconocidas[96].

b. *Transición de mujer a hombre*

La base del tratamiento en la transición de mujer a hombre es la testosterona. Se intenta mantener los niveles normales de testosterona de un hombre (320-1000 ng/dl) y no sobrepasarlos para evitar el incremento de efectos adversos (se han notificado casos de accidentes vasculares cerebrales en individuos con niveles suprafisiológicos de testosterona[97]). Con los niveles adecuados de testosterona se provocará una virilización, cabello con patrón masculino, y también el cese de las menstruaciones[98].

Al igual que ocurre con los estrógenos para las transiciones de hombre a mujer, la testosterona se puede encontrar en forma oral, transdermica e inyectable. La forma oral ha dejado de comercializarse debido a los problemas hepáticos que ocasiona. La inyectable ofrece menos seguridad que las formas tópicas (gel) o transdermicas para mantener los niveles séricos de hormona. Sin embargo, las formas inyectables son más económicas aunque para ciertos sujetos supone un impedimento por tener que ser inyectadas con aguja

[94] PRIOR, J.C., VIGNA, Y.M., WATSON, D., *Spironolactone with physiological female steroids for presurgical therapy of male-to-female transsexualism*. Arch Sex Behav, 1989; 18 81): 49-57.

[95] VAN KESTEREN, P.J., ASSCHEMAN, H., MEGENS, J.A., GOOREN, L.J., *Mortality and morbidity in transexual subjects treated with cross-sex hormones*. Clinical Endocrinology, 1997; 47: 37-342.

[96] ASSCHEMAN, H., GILTAY, E.J., MEGENS, J.A., DE RONDE, W.P., VAN TROTSENBURG, M.A, GOOREN, L.J., *A long-term follow-up study of mortality in transsexuals receiving treatment with cross-sex hormones*. Eur J Endocrinol 2011; 164 (4): 637-9.

[97] MOORE, E., WISNIEWSKI, A., DOBS, A., *Endocrine treatment of transexual people: a review of treatment regimens, outcomes, and adverse effects*. The Journal of Clinical Endocrinology & Metabolism, 2003; 88: 3470.

[98] KNEZEVICH, E.L., VIERECK, L.K., DRINCIC, A.T., *Medical management of adult transexual persons*. Pharmacoteraphy 2012; 32 (1): 60.

de gran calibre por la naturaleza viscosa de su formulación[99]. Por otra parte, el mayor inconveniente de las formas transdérmicas es su precio más elevado y la posibilidad de irritabilidad en la piel, que es mayor en los parches que en el gel, pudiendo llegar a afectar hasta el 65% de los pacientes que utilizan parches[100]. Sin embargo, en el caso del gel hay que considerar la posibilidad de transferencia interpersonal después de la administración en brazos y hombros, precaución que habrá que cuidar más en el caso de posible contacto con niños. En la literatura se presentan casos de niños con precocidad sexual que se ha determinado que estaba asociada a la exposición exógena inadvertida de andrógenos[101]. Las formas inyectables y tópicas no se han asociado con disfunciones hepáticas[102].

En ocasiones, principalmente si no se consigue detener la menstruación (el cese se produce después de varios meses), es necesario aplicar una terapia sustitutoria con un progestágeno[103], como la medroxiprogesterona, disminuyendo la supresión de las gonadotropinas[104], aunque siempre de forma limitada para reducir el riesgo de hiperplasia endometrial. En aquellos casos en los que no se tolera la testosterona se puede utilizar un análogo de la hormona liberadora de la gonadotropina (GnRH), produciéndose una disminución en los niveles de estrógeno similares a los niveles posmenopáusicos debido a la reducción de las hormonas folículo estimulante y luteinizante[105].

Los efectos producidos por el tratamiento hormonal van a tener una importante variabilidad de tipo personal. No obstante, se pueden proponer algunas acotaciones temporales[106]: hasta los 3 meses hay un incremento de la grasa corporal y del acné y una redistribución de la grasa corporal hacia un patrón masculino; a partir de los 3

[99] Knezevich, E.L, Viereck, L.K., Drincic, A.T., *Medical management of adult transexual persons*. Pharmacoteraphy 2012; 32 (1): 61.

[100] Knezevich, E.L, Viereck, L.K., Drincic, A.T., *Medical management of adult transexual persons*. Pharmacoteraphy 2012; 32 (1): 60.

[101] Stephen, M.D., Jehaimi, C.T., Brosnan, P.G., Yafi, M., *Sexual precocity in a 2-year-old boy caused by indirect exposure to testosterone cream*. Endocr Pract 2008; 14 (8): 1027-30.

[102] Dhal, M., Feldman, J.L., Goldberg, J., Jaberi, A. *Physical aspects of transgender endocrine therapy*. En: *Endocrine Therapy for transgender adults in British Columbia: suggested guidelines*. Vancouver: Transgender Health Program, 2006; A9.

[103] Moore, E., Wisniewski, A., Dobs, A., *Endocrine treatment of transexual people: a review of treatment regimens, outcomes, and adverse effects*. The Journal of Clinical Endocrinology & Metabolism, 2003; 88: 3470.

[104] Gooren, L.J., *Care of transexual persons*. The New England Journal of Medicine, 2011; 364; 13: 1253.

[105] Dhal, M., Feldman, J.L., Goldberg, J., Jaberi, A., *Physical aspects of transgender endocrine therapy*. En: *Endocrine Therapy for transgender adults in British Columbia: suggested guidelines*. Vancouver: Transgender Health Program, 2006; A10.

[106] Knezevich E.L., Viereck L.K., Drincic A.T., *Medical management of adult transexual persons*. Pharmacoteraphy 2012; 32 (1): 61; Dhal, M., Feldman, J.L., Goldberg, J., Jaberi A., *Physical aspects of transgender endocrine therapy*. En: *Endocrine Therapy for transgender adults in British Columbia: suggested guidelines*. Vancouver: Transgender Health Program, 2006; A8.

meses se interrumpe la menstruación, comienza el crecimiento del clítoris y hay una atrofia vaginal; a partir de los seis meses se empieza a experimentar la calvicie de patrón masculino y aumenta el vello facial (su crecimiento completo oscila entre 1 y 4 años) y corporal, incremento de la masa muscular, de la fuerza y de gravedad de la voz (aunque tiene que pasar mucho más tiempo para que pueda ser confundida con una de hombre). A pesar de la atrofia endometrial y el cese de la menstruación «se han evidenciado casos de ovulación incluso varios años después del administración de testosterona, por lo que no se debe confiar en el tratamiento de testosterona como anticonceptivo»[107].

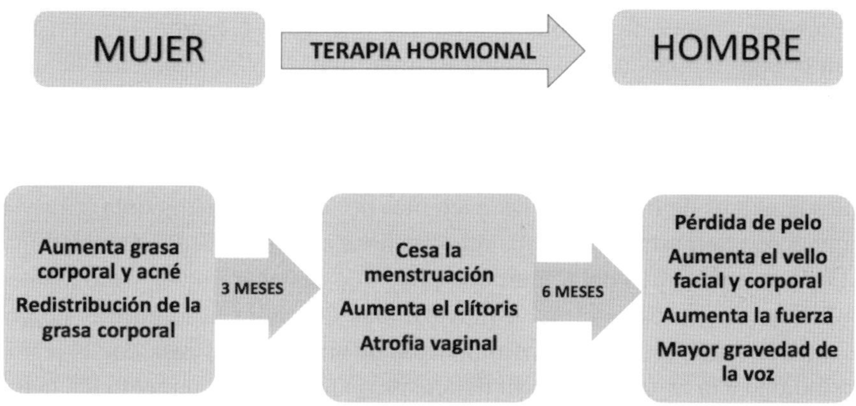


**Figura 9:** Cambios producidos por la terapia hormonal en la transición de mujer a hombre —para la realización d ela grafica se han utilizado los trabajos de Knezevich (2012) y Hembree (2009—.

En cuanto a los efectos adversos de los tratamientos cruzados para la transición de mujer a hombre, se suele señalar que los datos obtenidos son escasos por la pequeña población estudiada y falta de reseñas a largo plazo[108]. Kesteren et al, en una revisión publicada en 1997 en 293 personas en transición de mujer a hombre, determinaron que «la mortalidad total no fue mayor que en la población general y, en gran medida, la mortalidad observada no se pudo relacionar con el tratamiento hormonal»[109]. Asscheman publicó, en el año 2011, los resultados de un estudio de cohorte con una mediana de

[107] DHAL, M., FELDMAN, J.L., GOLDBERG, J., JABERI, A., *Physical aspects of transgender endocrine therapy*. En: *Endocrine Therapy for transgender adults in British Columbia: suggested guidelines*. Vancouver: Transgender Health Program, 2006; A8.

[108] DHAL, M., FELDMAN, J.L., GOLDBERG, J., JABERI, A., *Physical aspects of transgender endocrine therapy*. En: *Endocrine Therapy for transgender adults in British Columbia: suggested guidelines*. Vancouver: Transgender Health Program, 2006; A9.

[109] KESTEREN, P.J., ASSCHEMAN, H, MEGENS, J.A., Gooren LJ., *Mortality and morbidity in transexual subjects treated with cross-sex hormones*. Clin Endocrinol (Oxf), 1997; 47 (3): 337-42.

seguimiento de 18,5 años en 365 transexuales en transición de mujer a hombre, llegando a la misma conclusión que Kesteren, que la mortalidad total y la mortalidad por causa específica no fueron significativamente diferentes de la de la población general[110].

Con la administración de andrógenos a mujeres se observan cambios de carácter, pudiendo advertir una mayor agresividad, aumento de peso e incremento de la presión arterial. En cuanto a las precauciones, en un artículo publicado en 2008 por Muller y Gooren, a partir de una revisión en PubMed, encontraron, en transexuales en transición de mujer a hombre, un caso de carcinoma de mama, varios de cáncer de ovario y ninguno de endometrio, aunque los autores señalan que este sigue siendo un potencial desarrollo maligno[111]. Puede ser interesante revisar el artículo publicado por un grupo de trabajo de la *Endocrine Society* en el que se recomienda no iniciar el tratamiento con testosterona en pacientes con cáncer de mama, aunque hay que tener presente que el estudio aludido es un trabajo realizado para evaluar el tratamiento del síndrome de deficiencia de andrógenos en hombres adultos y, en nuestro caso, se valora el tratamiento en mujeres[112].

En la transición de género de mujer a hombre se pueden extirpar o no los ovarios, esto tendrá que ser tenido en consideración en cuanto a la vigilancia de la progresión de posibles cánceres de ovarios. Si las pacientes no se han sometido a la extirpación del tejido vaginal ni a la mastectomía deberán someterse a pruebas de Papanicolaou y mamografías. En la parte positiva del tratamiento, hay que destacar que se suele mantener que «la administración de testosterona a transexuales de mujer a hombre tiene un efecto antitrombótico»[113]. No obstante, la combinación de aumento del peso con la disminución de la sensibilidad a la insulina, el perfil deficiente de lípidos y el aumento del hematocrito han generado una preocupación por los eventos cardíacos y tromboembólicos[114].

[110] Sin embargo, loa autores indican que hay que considerar que las personas en transición de mujer a hombre el tratamiento hormonal comienza a una edad más temprana y son pocas en la muestra comprendidas entre los 65 y los 79 años, lo que indica que no se pueden extraer conclusiones firmes en este grupo. Asscheman, H, Giltay, E.J., Megens, J.A., de Ronde, W.P., van Trotsenburg, M.A., Gooren L.J., *A long-term follow-up study of mortality in transsexuals receiving treatment with cross-sex hormones*. Eur J Endocrinol 2011; 164 (4): 639.

[111] Mueller, A, Gooren, L. *Hormone-related tumors in transsexuals receiving treatment with cross-sex hormones*. European Journal of Endocrinology, 2008: 159: 197.

[112] Bhasin, S., Cunningham, G.R., Hayes, F.J., Matsumoto, A.M., Snyder, P.J., Swerdloff, R.S., Montori, V.M., *Testosterone therapy in men with androgen deficiency síndromes: an Endocrine Society clinical practice guideline*. J Clin Endocrinol Metab, 2010; 95 (6): 2536-59.

[113] Toorians, A.W., Thomassen, M.C., Zweegman, S., Magdeleyns, E.J., Tans, G., Gooren, L.J., Rosing J. *Venous thombosis and changes of hemostatic variables during cross-sex hormone treatment in transexual people*. J Clin Endocrinol Metab 2003; 88 (12): 5723-9.

[114] Moore, E., Wisniewski, A., Dobs, A., *Endocrine treatment of transexual people: a review of treatment regimens, outcomes, and adverse effects*. The Journal of Clinical Endocrinology & Metabolism, 2003; 88: 3470.

En cuanto a las interacciones, la testosterona aumenta los niveles séricos de anticoagulantes y sulfonilureas (hipoglucemiantes) y puede interaccionar con los corticoides[115].

Por último, un breve comentario sobre la reversibilidad de las consecuencias del tratamiento con testosterona: los cambios en la voz, el crecimiento del vello facial y el patrón masculino de calvicie no son reversibles. En algunos procesos (por ejemplo, esterilidad o cambio en el clítoris) hay dudas sobre su reversibilidad[116].

### C. *La comorbilidad en el plan farmacológico de los transexuales*

La población transexual, como cualquier otro tipo de población, presenta una comorbilidad específica que, en su caso, puede complicar o alterar el plan terapéutico. Entre ellas, está el virus de la inmunodeficiencia humana (VIH) y la hepatitis C. La prevalencia de VIH es elevada en transexuales, mucho más en hombre a mujer que de mujer a hombre, las causas que motivan esta situación están muy relacionadas con las mayor asunción de conductas de riesgo debidas a distintos factores: problemas de salud mental, marginación económica, abuso físico, etc. [117]. Los tratamientos antirretrovirales pueden ser afectados por los tratamientos hormonales. Aunque no se han realizado estudios en transexuales si hay datos proporcionados, por ejemplo, por distintos trabajos en los que se evidencia la interferencia entre anticonceptivos hormonales y los tratamientos para el Sida[118]. En el caso de la hepatitis viral ya se ha comentado como los tratamientos hormonales pueden generar, en mayor o menor proporción, disfunción hepática y, por lo tanto, habrá que ponderar aquellos casos en los que se piense en administrar tratamiento hormonal a una persona con problemas hepáticos.

## 4. **Intervención quirúrgica**

Después de la experiencia de vida real y el tratamiento con las hormonas cruzadas (como mínimo un año) comienza la posibilidad de una intervención quirúrgica. Al igual que se ha indicado con el tratamiento farmacológico, se debe comenzar ofreciendo una completa información al usuario sobre la realidad del proceso, los

[115] Dhal, M., Feldman, J.L., Goldberg, J., Jaberi, A., *Physical aspects of transgender endocrine therapy*. En: *Endocrine Therapy for transgender adults in British Columbia: suggested guidelines*. Vancouver: Transgender Health Program, 2006; A9.

[116] Dhal, M., Feldman, J.L., Goldberg, J., Jaberi, A., *Physical aspects of transgender endocrine therapy*. En: *Endocrine Therapy for transgender adults in British Columbia: suggested guidelines*. Vancouver: Transgender Health Program, 2006; A8.

[117] Herbst, J.H., Jacobs, E.D., Finlayson, T.J., McKleroy, V.S., Neumann, M.S., Crepaz, N., *Estimating HIV prevalence and risk behaviors of transgender persons in the United States: a systematic review*. AIDS Behav, 2008; 12 81): 1-17; Bocktin, W., Knudson G, Goldberg, J.M., *Counselling and mental health care of transgender adults and loves ones*. Vancouver: Transgender Health Program, 2006; 2: 31-32.

[118] Knezevich, E.L., Viereck, L.K., Drincic, A.T., *Medical management of adult transexual persons*. Pharmacoteraphy 2012; 32 (1): 63.

problemas que se pueden suscitar, y el costo de la cirugía. En esta información se debe hacer hincapié en el hecho de que no es un proceso único ya que unas operaciones pueden llevar a otras y que todas ellas tienen un costo elevado que, si no son financiadas públicamente, hay que ponderar si se está en condiciones económicas para poderlas asumir y no dejarlas sin concluir por las consecuencias físicas y emocionales que ello conlleva.

La intervención del farmacéutico en esta etapa es menos relevante, por esta razón nos detendremos menos en ella que en la dedicada a la farmacología. No obstante, no hay que olvidar que la intervención quirúrgica no evita que el sujeto tenga que seguir utilizando algunos de los fármacos a los que se ha hecho alusión en el apartado anterior y, en cualquier caso, el farmacéutico comunitario es un agente sanitario que está en primera línea para acompañar a la persona en transición de género, y tiene que estar preparado para resolver sus dudas e inquietudes.

### A. *Proceso quirúrgico en la transición de hombre a mujer*

La cirugía, que podríamos denominar estándar, consta de un aumento de senos, gonadectomía, penectomía y vaginoplastia. Con la terapia hormonal cruzada hay un aumento de pecho pero, no obstante, se suele considerar insuficiente y se recurre a las prótesis de silicona. Con la piel del pene y/o el colón se reviste la vagina[119], el pene proporciona el material neurovascular para los labios menores y el clítoris. Por su parte, el escroto se utiliza para dar forma a los labios mayores.

Además de esa cirugía que se puede considerar estándar se suele recurrir a cirugía facial para disminuir el ancho de la mandíbula, al de las cuerdas bucales para cambiar el tono de la voz, y a la electrolisis o laser para eliminar el pelo y vello de cara y cuerpo.

Una cuestión importante, que tiene que calibrar el profesional sanitario, es la conveniencia de interrumpir el tratamiento con estrógenos durante el periodo de intervención quirúrgica por el riesgo de incremento de trombosis venosa (habría que suprimir el tratamiento tres o cuatro semanas antes de la intervención y no reanudarlo hasta una semana después de haber finalizado)[120]. Sin embargo, después de la intervención quirúrgica se debe continuar con el tratamiento de hormonas cruzadas (50µ por día de estradiol)[121].

[119] Gooren, L.J., *Care of transexual persons*. The New England Journal of Medicine, 2011; 364; 13: 1255.

[120] Knezevich, E.L., Viereck, L.K., Drincic, A.T. *Medical management of adult transexual persons*. Pharmacoteraphy 2012; 32 (1): 64.

[121] Gooren, L.J., *Care of transexual persons*. The New England Journal of Medicine, 2011; 364; 13: 1253.

## B. *Proceso quirúrgico en la transición de mujer a hombre*

Una de las intervenciones más habituales es la mastectomía para reducir los pechos. En cuanto al resto de las operaciones, se utilizan los labios mayores para la formación de un escroto y se implantan prótesis de pene y testículos. Por otra parte, se hace una ablación de los órganos sexuales femeninos, bien de tipo parcial o bien de tipo total con una histerectomía completa[122]. A continuación, el paciente puede someterse a una metaidoioplastia que supone un aumento del clítoris con tratamiento androgénico y posterior cirugía con el fin de crear un micropene que permita la micción en bipedestación y la estimulación erógena, aunque no permite la penetración sexual[123]. También está la opción de reconstruir un neofalo a partir de colgajos libres de tejidos extraidos de los brazos y las piernas. Parece ser que el tejido del antebrazo es el más idóneo para la faloplastia, los pacientes pueden dejar de estar de pie y, en la mayoría de los casos, experimentar satisfacción sexual. «Las desventajas relativas de esta técnica son la cicatriz residual en el sitio donante del antebrazo, el número bastante alto de fístulas urinarias iniciales, el potencial de complicaciones urológicas a largo plazo y la necesidad de un refuerzo o una prótesis de erección»[124]. Para proporcionar la rigidez necesaria para la penetración se puede insertar cartílago o hueso autólogo, implantes rígidos o una prótesis hinchable, pero estos procedimientos no suelen llegar a ser satisfactorios[125].

Después de la intervención quirúrgica se debe continuar con el tratamiento de hormonas cruzadas (200-250 mg de testosterona cada dos semanas en forma parenteral, o 5-10 g por día en forma de gel)[126]. Este tratamiento continuado de testosterona debe mantenerse toda la vida si se ha realizado la ooforectomía para que se preserve la masa osea y se recomienda la suplementación con calcio y vitamina D[127].

[122] Es mejor realizar la extirpación de los órganos ya que el desarrollo de cáncer en ellos no se detecta fácilmente. GOOREN, L.J., *Care of transexual persons*. The New England Journal of Medicine, 2011; 364; 13: 1255.

123 MAÑERO I. *Metaidoplastia*.

https://www.cirugiadegenero.com/hombre-transexual/cirugia-de-reasignacion-genital/tipos-cirugia-reasignacion-genital-paciente-transexual-masculino/metaidoioplastia/ (Accedido el 5 de marzo de 2019)

[124] DOORNAERT M, HOEBEKE P, CEULEMANS P, T'SJOEN G, HEYLENS G, MONSTREY S. *Penile reconstruction with the radial forearm flap: an update*. Handchir Mikrochir Plast Chir, 2011; 43 (4): 208-14

[125] GOOREN, L.J. *Care of transexual persons. The New England Journal of Medicine*, 2011; 364; 13: 1255.

[126] GOOREN, L.J. *Care of transexual persons. The New England Journal of Medicine*, 2011; 364; 13: 1253.

[127] DHAL, M., FELDMAN, J.L., GOLDBERG, J., JABERI, A. P*hysical aspects of transgender endocrine therapy*. En: *Endocrine Therapy for transgender adults in British Columbia: suggested guidelines*. Vancouver: Transgender Health Program, 2006; A9.

## Capítulo tercero
# EL FARMACÉUTICO COMUNITARIO Y LA ATENCIÓN A LA POBLACION LGBT

## I. Atencion farmaceutica general al colectivo LGBT

Teniendo en consideración lo señalado en los apartados anteriores se puede apuntar que la formación del farmacéutico tiene que ser los más completa posible, pero teniendo siempre en cuenta la realidad de la capacidad de aprendizaje de la etapa instructiva del profesional. Es imposible que el farmacéutico pueda conocer todas las especificidades que se pueden suscitar en la asistencia sanitaria. Por ejemplo, hay una gran cantidad de enfermedades raras, si al farmacéutico se le presenta una consulta sobre un determinado enfermo afectado por una de ellas se encontrará, con mucha probabilidad, con una falta de conocimiento en ese campo específico, pero es imposible una formación completa en todas ellas. Esta reflexión se puede extrapolar a la cuestión de género. La anterior alusión no es para rechazar la formación específica, sino para situar el problema en la realidad, no dificultarlo por exigencias exageradas y determinar cuales son las auténticas necesidades que hay que contemplar en la formación del farmacéutico en el campo que nos ocupa. Sobre la formación de los profesionales sanitarios en cuestiones de género se han comenzado a realizar proyectos o estudios piloto que han dado buenos resultados, algunos de ellos de solo una hora, e integrados como un tema más dentro de las materias obligatorias de las distintos grados formativos[1].

Es cierto que debido a no haber abordado los temas de género en la formación académica del farmacéutico se pueden suscitar comentarios no acertados en el mostrador de la farmacia. Pero esas situaciones no deben conducir a plantear problemas

[1] Streed, C.G., Hedlan, H.F., Bertram, A., Sisson, S.D., *Assessment of internal medicine resident preparedness to care for lesbian, gay, bisexual, transgender, and queer/questioning patients*. J Gen Intern Med, 2019. https://doi.org/10.1007/s11606-019-04855-5.

donde nos lo hay, generalizándolos, sacándolos de contexto y dotandoles de un sesgo que no beneficia ni al farmacéutico ni al colectivo LGBT. Para ilustrar la anterior afirmación se puede reflexionar sobre algunas de las valoraciones mantenidas en el trabajo de Maxwell[2] sobre la atención de los farmacéuticos a ese colectivo. En el texto se indica que a los estudiantes se les debe animar a acercarse a esta cuestión «con mente abierta y evitar hacer suposiciones sobre preferencias en la identidad de género o sexual» y abordar esas preocupaciones «con compasión». Considero que utilizar la expresión «mente abierta» no es acertada, ya que la formación de los estudiantes requiere de una «mente profesional». Todavía me parece menos apropiada la referencia a la compasión, ya que volvería a hacer alusión a «profesionalidad». Por lo tanto, no es, en primer lugar, la compasión sino la profesionalidad la que conduce al farmacéutico a no discriminar a nadie por su condición sexual o de género. Esa misma profesionalidad se debe adoptar en la formación del agente sanitario, no siendo, por ejemplo, acertado ofrecer una materia docente específica sobre patologías en homosexuales como ya se hace en algunas universidades americanas. Si se considera que este grupo tiene una mayor prevalencia ante el sida, habrá que incluir esta observación en las clases de microbiología que se imparten a aquellos que se forman en disciplinas sanitarias. Esto es dar normalidad a un problema que puede ser más frecuente en un colectivo que en otro y, por otra parte, contribuye a no segregar a ese grupo de población. En ocasiones, la hiperprotección lleva a unas consecuencias distintas a las buscadas.

Lo mantenido en el párrafo anterior no es incompatible con hacer hincapié en el desarrollo de una competencia específica LGBT entre los proveedores de atención farmacéutica, dentro de lo que hoy de denomina «competenecias culturales»[3]. En conclusión, el farmacéutico debe proporcionar al colectivo LGBT la misma calidad de atención que al resto de la población, teniendo en consideración aquellas particularidades que puedan generar un especial cuidado, pero sin sobredimensionar esa cuestión para evitar cualquier tipo de discriminación, vuelvo a señalar que un homosexual y un heterosexual tienen la misma dignidad y requieren un mismo trato asistencial cuando padecen una gripe, una arritmia o un herpes.

[2] Maxwell, E., Salch, S., Boliko, M., Anakwe-Charles, G., *Discrepancies in lesbian, gay, bisexual, and transgender patient care and how Pharmacists can support an evolved practice*. American Journal of Pharmaceutical Education, 2017; 81 (7): 6181.

[3] Schweiger-Whalen, L., Noe, S., Lynch, S., Summers, L., Adams, E., *Converging cultures: partnering in affirmative and inclusive health care for members of the lesbian, gay, bisexual, and transgender community*. Journal of the American Psychiatric Nurses Association, 2018; Dec 22:1078390318820127. doi: 10.1177/1078390318820127. [Epub ahead of print]; ALGBTIC Transgender Committee. ALGBTIC competencies for counselling transgender clients. TheCneter for Counseling Practice, Policy, and Research, 2009; 2.

## II. Atención farmacéutica a la población con disforia de género

Tal como se ha indicado en el tercer apartado, dentro del colectivo LGBT sí requieren unas consideraciones especiales aquellos que manifiestan una disforia de género. En este caso, se evidencia una situación diferente al resto de la población ya que ese sector de la población precisa de unos tratamientos farmacológicos muy específicos (que pueden ser afectados por el tratamiento de otras enfermedades comórbidas), con grandes diferencias determinadas por el sexo y por el proceso evolutivo del sujeto, con notables efectos secundarios, etc. No hay que olvidar que, en la población en reasignación de género, «el manejo específico y a largo plazo de los regímenes hormonales siguen siendo difíciles de regular»[4]. Por lo tanto, el farmacéutico debe conocer las variables que ofrecen esos tratamientos de transición de género para poder otorgar una asistencia satisfactoria a la persona transexual. No hay ninguna duda de que el farmacéutico tiene un papel importante (aunque aún se le obvie desde ciertos sectores —médicos y de la admistración sanitaria—) en la determinación de terapias adecuadas, optimización de dosis, la interacción entre medicamentos, el control de efectos adversos, y la educación del paciente sobre la evolución del proceso de reasignación de género[5].

La característica especial de la atención a la población transexual ha llevado a identificar a los profesionales con aptitudes para ese seguimiento como clínicos «transcompetentes»[6].

Llegados a este punto es importante volver a recordar que lo que se está indicando en este apartado se refiere a personas con disforia de género que deciden inciar el proceso de transición a otro género y toman tratamientos hormonales para ello. En cambio, si el sujeto afectado se siente de otro género, pero decide permanecer en el que corresponde a su sexo biológico, no habría que abrir otro apartado, serviría lo indicado en el anterior y que afecta a todo el colectivo LGBT: ningún tipo de discriminación y máximo grado de profesionalidad.

### 1. La atención farmacéutica a la persona en transición de género

Las personas con disforia de género y que estén sometiéndose, o se hayan sometido, a un cambio de género requieren de una atención coordinada entre los distintos agentes sanitarios. Esto es debido, entre otras cuestiones, a la necesidad de precisión

[4] Moore, E., Wisniewski, A., Dobs, A., *Endocrine treatment of transexual people: a review of treatment regimens, outcomes, and adverse effects*. The Journal of Clinical Endocrinology & Metabolism, 2003; 88: 3467.

[5] Knezevich, E.L., Viereck, L.K., Drincic, A.T., *Medical management of adult transexual persons*. Pharmacoteraphy 2012; 32 (1): 54.

[6] Bocktin, W., Knudson, G., Goldberg, J.M., *Counselling and mental health care of transgender adults and loves ones*. Vancouver: Transgender Health Program, 2006; 26.

en las dosis hormonales; a la elección de una determinada forma farmacéutica (es importante detectar aquellos posible problemas derivados de la forma farmacéutica para cambiar a otra sin esperar a manifestaciones indeseables); a la posibilidad de interferencia entre los tratamientos hormonales y los debidos a la comorbilidad por patologías puntuales o específicas del paciente o por aquellas que son derivadas o más frecuentes en ese grupo poblacional; y a la evaluación de la opción económica que pueda ser sobrellevada por el sujeto que se somete al proceso de transición, ya que un tratamiento fuera de sus posibilidades económicas le puede obligar a tener que abandonarlo con la repercusión física y emocional que ello conlleva. Con estas premisas, el farmacéutico deberá contemplar distintos estadios en los que su intervención será diferente[7]:

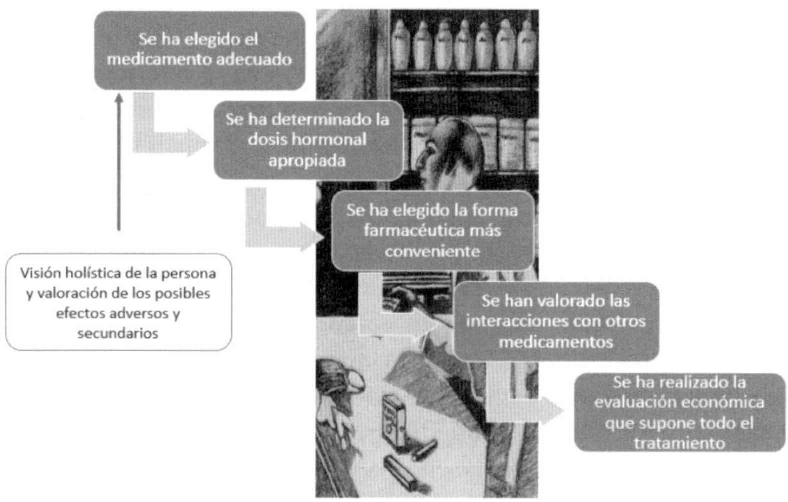


**Figura 10:** Cuestiones que se tiene que plantear el farmacéutico comunitario ante el tratamiento de un paciente, cliente o usuario en transición de género.

## A. *Entorno apropiado*

Es esencial que el farmacéutico proporcione un entorno clínico seguro, acogedor y culturalmente apropiado para asegurar que las personas transgénero no solo busquen la atención en un momento determinado, sino que también regresen para su seguimiento[8]. Hay varios componentes clave que ayudan a crear una configuración apropiada para el cuidado de personas transgénero. Por ejemplo, «los proveedores

[7] Goldberg, J., Lindenberg, D., Hunt, R., *Endocrine therapy for transgender adults in British Columnbia: suggested guidelines*. Vancouver: Trnasgender Health Program, 2006.

[8] Deutsch, M.B. (ed.), *Guidelines for the primary and gender-affirming care of transgender and gender nonbinary people*. San Francisco: Universidad de California, 2016; 17.

deben limitar las preguntas históricas a las que son relevantes para la visita o problema actual»[9], o tener en cuenta que en zonas dedicadas a la atención de personas transgénero es mejor que los baños no estén diferenciados. No obstante, vuelvo a apelar a la normalidad por ambas partes, la atención farmacéutica se realiza con un sujeto que necesita de un profesional sanitario y éste debe asegurar una asitencia de máxima calidad independientemente de quien sea el destinatario. En ciertas ocasiones, como ya se ha indicado anteriormente, por proteger en exceso se llegan a generar getos o a crear estructuras fuera de contexto. Por ejemplo, en líneas anteriores se ha apelado a un informe que hace referencia a los baños indiferenciados, pues bien, en esa misma instrucción también se indica que en las áreas de espera de los centros sanitarios se «deben incluir pósters, obras de arte, folletos, revistas, etc. relacionados con personas transgénero para indicar el compromiso de servir a la comunidad transgénero». No está mal concienciar, pero es imposible hacerlo sobre todo aquello que lo requiere y, por lo tanto, puede ser injusto hacerlo sobre una cuestión y no otras, se trataría de una forma de discriminar a otros sectores de la población que lo requieren: personas de otras razas, personas de distintas religiones, personas con minusvalías, etc.

### B. *Presencia intencional*

El farmacéutico, cuando atiende a una persona en transición de género, al igual que con cualquier otro usuario o cliente, debe tener presente que enfrente tiene a un ser humano con unas características y necesidades específicas y que, por ello, su actitud debe estar encaminada a crear el clima propicio para que se establezca el necesario diálogo en el que se asienta la relación sanitaria. Ese objetivo puede ser cumplido intentando crear el ambiente apropiado para establecer una relación basada en la presencia intencional, considerada esta como el encuentro, diálogo y compromiso entre el farmacéutico con el paciente y viceversa. Un diálogo y compromiso asentado en «el reconocimiento de dos personas dotadas de una dignidad ontológica»[10].

La presencia intencional, en la relación del transexual con el farmacéutico comunitario, comienza con la comprensión de las necesidades que reclama la persona con incertidumbre de identidad de género, cuestiones que pueden surgir en el diálogo mantenido en el mostrador de la Oficina de farmacia: dudas sobre su situación, acerca de si su realidad tiene un origen genético o educacional, de las consecuencias de comenzar un proceso de reasignación, etc. El farmacéutico, como agente sanitario situado en primera línea de atención al paciente, se encontrará con esta realidad a la que deberá prestar la atención debida, delimitando las necesidades surgidas en

[9] DEUTSCH, M.B. (ed.), *Guidelines for the primary and gender-affirming care of transgender and gender nonbinary people*. San Francisco: Universidad de California, 2016; 17.

[10] MONGE, J., LÓPEZ GUZMÁN, J., *La importancia de la presencia intencional en la rehumanización de la asistencia sanitaria*. Lumen.2015; 11: 51

situaciones muy distintas, con requerimientos muy diferentes. Efectivamente, entre un caso y otro (edad, convencimiento, situación social, etc.) habrá una diversidad que suscitará una atención personalizada con repercusión en aspectos tan distintos como la elección del tratamiento y la adherencia. Así, por ejemplo, no son escenarios equiparables cuando el paciente está pensando que sería más feliz adoptando otro rol de género, cuando el sujeto está en un proceso de experiencia de vida real (que incluso está usando la relación con el farmacéutico para probarse con el entorno)[11], o cuando ya ha comenzado la transición de género. Solo el hecho de que el farmacéutico sepa determinar en qué fase de decisión o transición se encuentra el sujeto ya es un logro, debido a que de ello dependerá la efectividad de la ayuda que le pueda proporcionar[12]. De ahí, que esa presencia intencional lleve al farmacéutico a descubrir las verdaderas necesidades del paciente (el simple hecho de utilizar un artículo masculino a una persona en transición a mujer puede desetabilizar el proceso asistencial[13]) y a que el paciente perciba que allí hay alguien que le entiende (o que al menos, hace el esfuerzo por entenderle) y que está dispuesto a ayudarle.

La presencia intencional no se dará si no se procura encontrar un clima cordial con el paciente y, como ya se ha indicado, la primera medida a adoptar puede ser algo tan sencillo como elegir adecuadamente el artículo a la hora de diririrse al sujeto[14].

### C. *Asistencia a los menores*

La atención o consejo a menores y a sus padres reviste un especial interés, ya que hay una serie de elementos a considerar que deben acompañar al objetivo de la atención, que no es otro que el «mejor interés del menor»[15]. Esos elementos a los que se ha aludido son: autonomía del menor, libre derarrollo de la personalidad, dificultades y errores en el diagnóstico, irreversibilidad de ciertos tratamientos, etc[16].

El mejor interés del menor con inconformidad de género, al que se ha aludido en el párrafo anterior, exige un alto grado de prudencia en la elección de la alternativa para su atención. Por ello, cualquier decisión en ese sentido deberá ser abordada

[11] Bockting, W., Knudson, G., Goldberg, J. *Assessment of hormone eligibility and readiness.* En: *Endocrine Therapy for transgender adults in British Columbia: suggested guidelines.* Vancouver: Trnasgender Health Program, 2006; B4.

[12] Cocohoba J. *Pharmacists caring for transgender persons.* Am J Health-Syst Pharm, 2017; 74: 171.

[13] Leopardi, E., *Enhancing transgender health care.* American Journal of Public Health, 2001; 91 (6): 870.

[14] ALGBTIC Transgender Committee. ALGBTIC competencies for counselling transgender clients. The Center for Counseling Practice, Policy, and Research, 2009; 2.

[15] López Guzmán, J., *El «mejor interés» del menor transexual.* Bioethics Update 2018; 4 (2): 103-18.

[16] Montalvo, F. de., *Problemas legales en el tratamiento médico de la disforia de género en menores de edad.* Adolescere, 2018; VI (2): 32-8.

considerando el debido principio de precaución, entendido éste como la recopilación de las medidas de prevención que se deben adoptar ante un riesgo potencial[17].

En lo que se refiere al farmacéutico comunitario, éste deberá conocer las distintas etapas por las que atraviesa el menor, en especial aquellas que llevan consigo un tratamiento farmacológico[18].

Actualmente, cuando se percibe que un menor tiene un problema de identidad de género se suele optar por la espera vigilante o la intervención farmacológica. La «espera vigilante»[19] es la no injerencia en el desarrollo del menor para comprobar cuál es su evolución hasta la llegada de la adolescencia. Esta opción está siendo una propuesta que va ganando adeptos, aunque todavía hay sectores, proclives a la intervención farmacológica, que la discuten.

En cuanto a la intervención activa sobre el menor, hay dos premisas a considerar. La primera es la incertidumbre de si se está realmente ante un transexual: ya se ha comentado que a una gran proporción de menores les desaparecen las dudas de identidad de género con el paso del tiempo[20]. La segunda, los efectos sobre el niño o la niña cuando comienzan los tratamientos hormonales y las intervenciones quirúrgicas sobre su cuerpo. Esas decisiones, algunas irreversibles, tendrán consecuencias físicas, sociales y emocionales para el menor[21]. Hay distintos protocolos de tratamiento, entre los de referencia se pueden citar las normas propuestas por la World Professional Association for Transgender Health (WPATH)[22] y el denominado «protocolo holandés» que tuvo su origen en los trabajos de Cohen-Kettenis y van Goozen, en una clínica de género en los Países Bajos en la década de los noventa del pasado siglo. Protocolos que han ido permitiendo o aconsejando una intervención cada vez

[17] No se debe contemplar como una forma de limitar el progreso o el desarrollo sino de «incentivar las propuestas de modos alternativos de desarrollo, que sean compatibles con la calidad de vida de las generaciones presentes y de las generaciones futuras». ANDORNO, R., *Validez del principio de precaución como instrumento jurídico para la prevención y la gestión de riesgos*. En: ROMEO-CASABONA, C. (Eds), *Principio de precaución, biotecnología y derecho*. Granada: Comares, 2004; 17-33.

[18] LÓPEZ GUZMÁN, J., GONZÁLEZ VÁZQUEZ, C., *Valoración de la supresión de la pubertad en menores con problemas de identidad de género*. Cuadernos de Bioética, 2018; 29 (97): 247-56.

[19] DREGER, A., (Publicación en línea). Gender Mad. 19 de diciembre de 2015. <http://alicedreger.com/gendermad> (Consulta: 15/02/2017)

[20] La Asociación Mundial de Profesionales por la Salud Transgénero (WPATH), mantiene que «en la mayoría de los niños y niñas, la disforia de género desaparecerá antes o al comienzo de la pubertad» COLEMAN, E *et al.*, *Standards of Care for the Health of Transsexual, Transgender, and Gender Nonconforming People*. World Professional Association for Transgender Health (WPATH).7th version, 2012, 12.

[21] WENTE, M. (Publicación en línea). *Transgender kids: Have we gone too far?* http://www.theglobeandmail.com/opinion/transgender-kids-have-we-gone-too-far/article16897043/ (Consulta: 15/02/2017)

[22] World Professional Association for Transgender Health. Standars of care for the health of transsexual, transgender and gender nonconforming people.

<http://www.wpath.org/site_page.cfm?pk_association_webpage_menu=1351&pk_association_webpage=4380> (Consulta: 18/09/2017)

más temprana. No obstante, llama la atención que los propios autores de este último protocolo admitan que con una intervención más temprana se aumente la incidencia de falsos positivos[23].

Por lo que respecta al tratamiento prepuberal, se propone que al inicio de la pubertad[24] se apliquen análogos reversibles de la hormona liberadora de gonadotropina (GnRH) con el objeto de producir su supresión. En consonancia con los criterios compartidos por distintas asociaciones[25], se suelen aplicar esos análogos en el estadio de Tanner 2 para interrumpir la progresión de la pubertad bloqueando la actividad de la hipófisis, lo que provoca una disminución de la liberación de la gonadotropina, y la inhibición de la hormona luteinizante (LH) y la hormona folículo estimulante (FSH) que disminuirá la producción de los esteroides gonadales. Los análogos reversibles de la hormona liberadora de gonadotropina (GnRH) utilizados en menores transexuales son: Goreselina[26], Histrelina[27], Leuprolide[28], y

23 Delemarre-van de Waal, H.A., Cohen-Kettenis, P.T., *Clinical management of gender identity disorder in adolescents: a protocol on psychological and paediatric endocrinology aspects*. European Journal of Endocrinology, 2006; 155: S132.

24 Se trata del periodo en el que se producen, en los niños y niñas, cambios morfológicos y fisiológicos cuando las gónadas pasan de un estado infantil a otro adulto. No comienzan ni se completan en la misma edad en todos los individuos. Información sobre la pubertad se puede obtener en: Glass-Godwin, L., Kalumuck, K.E., *Puberty and adolescence*. Salem Press Encyclopedia of Health, 2016

25 Por ejemplo, se produjo un proceso de consenso entre los comités y miembros de la Sociedad Endocrina, la Sociedad Europea de Endocrinología, la Sociedad Europea de Endocrinología Pediátrica, la Sociedad Endocrina Pediátrica Lawson Wilkins y la Asociación Profesional Mundial para la Salud Transgénero, que comentaron los borradores preliminares de las directrices presentadas por un equipo de trabajo. En la citada guía se indica que «debido a que un diagnóstico de transexualidad en un niño prepuberal no se puede hacer con certeza, no se recomienda el tratamiento endocrino de los niños prepuberales. Se recomienda el tratamiento de adolescentes transexuales (Tanner etapa 2) mediante la supresión de la pubertad con análogos de GnRH hasta la edad de 16 años de edad, después de lo cual se pueden dar hormonas sexuales cruzadas». Hembree, W.C., Cohen Kettenis, P., Delemarre van de Waal, H.A. y cols. Endocrine Society., *Endocrine treatment of transexual persons: an Endocrine Society Clinical Practice Guidelines*. J Clin Endocrinol Metab,2009; 94 (9): 3132-3154.

26 La Goreselina está indicada para distintos tipos de cánceres, endometriosis, reproducción asistida, etc., pero no para menores con problemas de identificación de género. Además, no está indicado para su uso en niños.

27 La Histrelina tiene aprobada la indicación para tratamiento paliativo del cáncer de próstata avanzado. No está aprobado para el tratamiento de menores con problemas de identificación de género ni, en general, en menores de 18 años debido a que no se ha establecido su seguridad y eficacia en estas poblaciones. En España está revocada su comercialización.

28 Está indicado en distintos carcinomas, endometriosis y pubertad precoz. Es curioso como las marcas comerciales que tienen reconocido su tratamiento en pubertad precoz se indica que el tratamiento debe ser bajo supervisión de un pediatra endocrinólogo y, en cambio, en las marcas comerciales que no tienen esa aprobación se indica que no se poseen datos de seguridad suficientes para la población pediátrica. Actualmente, es de los más empleados. Rica, I., Grau, G., Rodríguez, A., Vela, A., *La atención a los menores transexuales*. Rev Esp Endocrinol Pediatr, 2015; 6 (Suplemento 2): 38-44.

Triptorelina[29]. No obstante, también se han empleado otros productos como, por ejemplo, inhibidores de la aromatasa (Letrozole, Anastrozole); moduladores selectivos del receptor de estrógenos (Tamoxifen); inhibidor de la transformación de testosterona (Finasterida); y progestágenos (Medroxyprogesterona)[30].

Un dato importante, a tener en consideración por el farmacéutico comunitario, es que ninguno de los análogos reversibles de la hormona liberadora de gonadotropina (GnRH) están aprobados en ficha técnica para el tratamiento de prepúberes con problemas de identidad de género. El Leuprolide y la Triptorelina tienen aprobado su uso para pubertad precoz, mientras que Goreselina[31] no tiene esa aprobación y, por lo tanto, cuando se utiliza en pubertad precoz se hace en contra de lo establecido por la normativa vigente.

El farmacéutico comunitario también deberá conocer que el tratamiento prepuberal puede acarrear ciertos efectos secundarios. La mayoría de ellos se han obtenido de la experiencia en el tratamiento de la pubertad precoz[32]. Se pueden destacar los siguientes: problemas relacionados con el desarrollo de la masa ósea y del crecimiento[33]; posibilidad de afectar la fertilidad; capacidad de provocar una falta de desarrollo de los genitales externos que podrá comprometer una futura reasignación quirúrgica[34]; consecuencias negativas en el desarrollo neurológico»[35]; cambios metabólicos en los carbohidratos y grasas, vinculación con la obesidad[36] y resistencia

[29] La Triptorelina está aprobada en adultos para infertilidad femenina, algunos cánceres, y endometriosis. Además, la Triptorelina está aprobada en menores para el caso de pubertad precoz, siempre bajo la supervisión de un pediatra endocrinólogo. En España, solamente están autorizadas para pubertad precoz las presentaciones de dosis bajas mensuales (3.75 mg). Así pues, la Triptorelina de uso diario y trimestrales no están facultadas para su uso en pediatría.

[30] Bishop, B.M., *Pharmacotherapy considerations in the management of transgender patients: a brief review*. Pharmacotherapy, 2015; 35 (12): 1133.

[31] Vargas, F., Fuentes, M.A., Marco, M.V., Martínez-Aedo, M.J., Ruiz, R. «Pubertad precoz». *Protoc diagn ter pediatr*, 1, (2011), 201.

[32] Hay que destacar que ya se están realizando estudios con bloqueadores de la pubertad en adolescentes. Este es el caso del que esta llevando a cabo el NHS Gender Identity Development Service (GIDS) y el University College London's Institute of Child Health. Cohen, D., Barnes, H., *Gender dysphoria in children: puberty blockers study draws further criticism*. BMJ, 2019; 366: I5647. doi: 10.1136/bmj.I5647.

[33] Heyer, W., *The experiment on our children: doctors don't know who the real trans kids are*. Thepublicdiscourse.com/2017/06/19512/ (Accedido el 8 de Julio de 2017)

[34] Coleman, E. *et al.*, *Standards of Care for the Health of Transsexual, Transgender, and Gender Nonconforming People*. World Professional Association for Transgender Health (WPATH).7th version, 2012;20. https://s3.amazonaws.com/amo_hub_content/Association140/files/Standards%20of%20 Care%20V7%20-%202011%20WPATH%20(2)(1).pdf (Accedido el 2 de octubre de 2017)

[35] Hruz, P.W., Mayer, L.S., McHugh, P.R., *Growing Pains. Problems with puberty suppression in treating gender dysphoria*. The New Atlantis, 2017; 52: 24.

[36] Bertelloni, S., Mul, D., *Treatment of central precocious puberty by GnRH analogs: long-term outcome in men*. Asian Journal of Andrology, 2008; 10 (4): 531.

temporal a la insulina en las hembras[37]; otros efectos que son cuestionados ya que los datos no son concluyentes debido al escaso número de casos estudiados.

### D. *Cuestiones de atención primaria y salud pública*

Antes de comenzar un proceso de transición de género hay que evaluar el estado del paciente teniendo en consideración los riesgos antecedentes del mismo (trombosis, intolerancias, etc.) Por ejemplo, hay que estar muy concienciados de conocer si un paciente en transición de hombre a mujer tiene problemas tromboembólicos (trombofilia hereditaria, etc.), o tener muy presente que «la depresión aumenta en comparación con la población general» y, por lo tanto, esto dificultara la mejoría de la disforia[38]. En el caso de transición de mujer a hombre hay que hacer especial hincapié a que cuando se va a comenzar el tratamiento con testosterona esta sea a dosis baja si está fumando y que hay que evitar un embarazo[39]. Este último paso es competencia del médico, aunque es bueno que el farmacéutico del centro hospitalario lo pueda acompañar porque serán elementos muy a considerar en la toma de decisiones sobre la opción terapéutica a adoptar, y para colaborar en aquellas acciones de cambios de vida en aquellos que utilizan sustancias de abuso (tabaco, alcohol, etc.)[40], o de ajuste de medicamentos que ya esté tomando el paciente.

Otro aspecto que tiene que considerar el farmacéutico comunitario, y que puede ser de gran ayuda para el equipo que atiende a la persona en transición de género, es el de la posibilidad de que el paciente considere que las medidas que establece el médico antes de comenzar con el tratamiento hormonal (por ejemplo, los estudios previos, las evaluaciones físicas o, incluso la experiencia de vida real) no están dirigidas a velar por su seguridad o su bien, sino que son trabas que hay que intentar solventar pronto para comenzar la deseada transición de género[41]. Si el farmacéutico comunitario tiene

[37] Delemarre-van de Waal, H.A., Cohen-Kettenis, P.T., *Clinical management of gender identity disorder in adolescents: a protocol on psychological and paediatric endocrinology aspects*. European Journal of Endocrinology 2006; 155: S134.

[38] Moore, E., Wisniewski, A., Dobs, A., *Endocrine treatment of transexual people: a review of treatment regimens, outcomes, and adverse effects*. The Journal of Clinical Endocrinology & Metabolism, 2003; 88: 3467.

[39] Dhal, M., Feldman, J.L., Goldberg, J., Jaberi, A., *Physical aspects of transgender endocrine therapy*. En: *Endocrine Therapy for transgender adults in British Columbia: suggested guidelines*. Vancouver: Transgender Health Program, 2006; A11.

[40] La población transexual presenta una mayor proporción de consumo de sustancias de abuso que la población general debidoa un intento de paliar sentimientos de rechazo, recuerdos de abuso o incomprensión, agresión física, estrés, para facilitar la integración en la población general, etc. Bocktin W., Knudson, G., Goldberg, J.M., *Counselling and mental health care of transgender adults and loves ones*. Vancouver: Transgender Health Program, 2006; 34.

[41] Bockting, W., Knudson, G., Goldberg, J., *Assessment of hormone eligibility and readiness*. En: *Endocrine Therapy for transgender adults in British Columbia: suggested guidelines*. Vancouver: Trnasgender Health Program, 2006; B3.

un trato con el paciente puede captar esas inquietudes y, con la pertinente información sustentada en la necesaria relación de confianza, calmar sus ansias de saltarse etapas del proceso.

Por último, es conveniente recordar que hay ciertos elementos que pueden exigir que se realice un mayor esfuerzo en la atención farmacéutica que se proporciona a la persona transexual: pobreza, raza, edad, etc. Estos coadyuvantes pueden actuar de forma negativa sobre la salud del sujeto. Por ejemplo, si cualquier persona se ve afectada por la edad en cuanto a mayor posibilidad de ciertas patologías, soledad, o pobreza, esto se puede ver agravado en una persona transexual que ya de inicio, y en general, tiene una mayor incidencia de patologías (muchas de ellas potenciadas o derivadas de los tratamientos de la transición de género) o un menor entorno afectivo que, muy probablemente, todavía se irá reduciendo más con el paso del tiempo [42].

## E. *Control y evaluación del tratamiento*

Una vez decidida la opción terapéutica más adecuada[43], hay que monitorizar los niveles hormonales y también aquellos posibles efectos adversos e interacciones que se puedan presentar. Weinard y Safer alertan sobre la conveniencia de un seguimiento cuidadoso en tratamientos hormonales en personas transgénero para reducir los posibles eventos adversos[44].

Las pruebas de laboratorio y alguna física (medidas de senos) son solicitadas o realizadas por los médicos. Sin embargo, el farmacéutico cobra aquí un papel relevante en el seguimiento farmacológico, y no solo el hospitalario. También el farmacéutico comunitario tiene un papel primordial ya que, al estar en contacto directo con el paciente, puede tener una visión global de todo el tratamiento de la persona: de los específicos del cambio de género; de otros medicamentos que está consumiendo porque visita varios médicos a la vez; del empleo de medicinas alternativas; de medicamentos de uso desviado; de medicamentos aconsejados por el entorno[45]; o de

[42] Williams, M.E., Freeman P.A., *Transgender health: implications for aging and caregiving*. En: Fredriksen-Goldsen, K.I., *Caregiving with pride*. The Haworth Press, 2007; 102.

[43] Teniendo en cuenta que todavía hay mucho que investigar y que no hay ensayos aleatorizados controlados que examinen los mejores procesos de masculinización o feminización, según algunos autores por cuestiones éticas. Cocohoba, J., *Pharmacists caring for transgender persons*. Am J Health-Syst Pharm, 2017; 74: 172.

[44] Weinand, J.D., Safer, J.D., *Hormone therapy in transgender adults is safe with provider supervision; A review of hormone therapy sequelae for transgender individuals*. Journal of Clinical & Translational Endocrinology, 2015; 2: 58.

[45] Es frecuente que la persona en transición quiera adelantar el proceso y atienda a lo que otros sujetos, con mayor o menor evidencia, le indican. Por ejemplo, se suele afirmar que la aplicación tópica de testosterona mejora el crecimiento del clítoris, aunque esto sea discutible el paciente se aplica geles, aunque esté usando un parche. Dhal, M., Feldman, J.L., Goldberg, J., Jaberi A. *Physical aspects of*

plantas, remedios naturales o complementos[46] que son empleados sin control y pueden suponer una interferencia con los tratamientos pautados[47]. Sobre esta última cuestión hay distintos trabajos que alertan sobre las posibles sinergias, efectos adversos e interacciones de distintos productos derivados de plantas (en internet y en tiendas de dietética se pueden encontrar fitoestrógenos) o productos incluidos en complementos dietéticos (como la dehidroepiandroterona[48], una prohormona endógena secretada por la glándula suprarrenal) con los medicamentos hormonales. En este mismo sentido, todavía hay muchos productos que son cuestionados y requieren de una mayor investigación, por ejemplo, algunos estudios han evidenciado efectos leves de las isoflavonas de soja en los niveles de testosterona[49] y otros niegan esa relación[50].

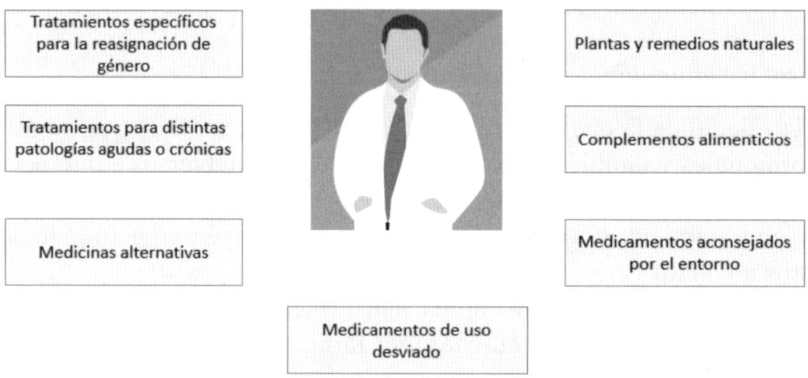


**Figura 11:** El farmacéutico comunitario puede tener una visión global de todo el tratamiento de la persona en proceso de reasignación de género

El papel del farmacéutico comunitario en el seguimiento del paciente es fácil de comprender cuando se revisan los protocolos de atención a personas en transición de

*transgender endocrine therapy*. En: *Endocrine Therapy for transgender adults in British Columbia: suggested guidelines*. Vancouver: Transgender Health Program, 2006; A8.

46 Knezevich,, E.L., Viereck, L.K., Drincic A.T., *Medical management of adult transexual persons*. Pharmacoteraphy 2012; 32 (1): 64.

47 Por ejemplo, fitoestrógenos.

48 Cocohoba, J., *Pharmacists caring for transgender persons*. Am J Health-Syst Pharm, 2017; 74: 171.

49 Moore, E., Wisniewski, A., Dobs, A., *Endocrine treatment of transexual people: a review of treatment regimens, outcomes, and adverse effects*. The Journal of Clinical Endocrinology & Metabolism, 2003; 88: 3470.

50 «Estudios recientes en hombres que consumen alimentos de soja o suplementos que contienen 40-70 mg / d de isoflavonas de soja mostraron pocos efectos sobre las hormonas plasmáticas o la calidad del semen. Estos datos no respaldan las preocupaciones sobre los efectos sobre las hormonas reproductivas y la calidad del semen». Kurzer M. Hormonal effects of soy in premenopausal women and men. J Nutr 2002; 132: 570S-573S.

género. Así, por ejemplo, una mujer que está recibiendo hormonas para adquirir la apariencia masculina debe ser vista por el médico cada mes hasta ajustar el tratamiento, después cada 3-4 meses durante el primer año y a partir de ahí cada seis meses[51]. Como se puede desprender de la apreciación de la anterior guía de atención, en las franjas entre las visitas médicas, el farmacéutico adquiere un papel protagonista en la protección de la salud de la persona en transición de género, ya que será el profesional sanitario que, en esos periodos entre visitas, podrá observar cualquier alteración en el sujeto, interacción del medicamento, perdida de adherencia al tratamiento, etc.

Otro aspecto al que se le está otorgando una especial atención, y en el que el farmacéutico puede desempeñar un papel indiscutible, es el de la relación de la diferencia de sexo con la distinta absorción, distribución y eliminación de los medicamentos. En este sentido, es innegable que se precisa investigar sobre como pueden ser modificados los parámetros farmacocinéticos de un medicamento con la toma continua de un tratamiento hormonal[52].

En el caso de transiciones de hombre a mujer, y debido a los problemas cardiovasculares y de trombosis, adquieren una gran relevancia los controles de peso y presión arterial, algo que es frecuente que se realice en las Oficinas de farmacia. También el farmacéutico puede estar alerta por si observa algún edema periférico o hinchazón[53]. Y en todo caso, hay que volver a recordar que los tratamientos que se proporcionan a las personas en transición de género no están reconocidos para esos procesos, sino que son medicamentos que se encuentran autorizados para otras situaciones y a dosis distintas. Por ejemplo, si para el hipogonadismo en mujeres se utilizan 20 mg mensuales de estradiol valerato, para la feminización se utilizan 80 mg mensuales[54]. En el primer caso se facilita a mujeres y en el segundo a hombres.

### F. *Proceso informativo*

En cualquier etapa de la asitencia sanitaria tiene una especial relevancia la información que se proporciona al paciente[55]. Sin embargo, es fácil de comprender que, en la persona en transición de género, la información adquiere unas especiales peculiaridades

[51] DHAL, M., FELDMAN, J.L., GOLDBERG, J., JABERI, A,. *Physical aspects of transgender endocrine therapy*. En: *Endocrine Therapy for transgender adults in British Columbia: suggested guidelines*. Vancouver: Transgender Health Program, 2006; A11.

[52] COCOHOBA, J., *Pharmacists caring for transgender persons*. Am J Health-Syst Pharm, 2017; 74: 172.

[53] DHAL, M., FELDMAN, J.L., GOLDBERG, J., JABERI, A., *Physical aspects of transgender endocrine therapy*. En: *Endocrine Therapy for transgender adults in British Columbia: suggested guidelines*. Vancouver: Transgender Health Program, 2006; A7.

[54] COCOHOBA J., *Pharmacists caring for transgender persons*. Am J Health-Syst Pharm, 2017; 74: 171.

[55] Una información que además de completa y continuada deberá ser comprensible. SÁNCHEZ-CARO, J., *Los derechos y deberes de los pacientes en España: perspectiva de futuro*. En: PALACIOS, M., *Bioética 2000*; Oviedo: Nobel; 2000; 149.

(ya se ha hecho alusión a ello en un apartado anterior). Uno de los aspectos más notables de la información facilitada, en el proceso de reasignación de género, es el del consentimiento informado. Un consentimiento que, en ese caso, tendrá la particularidad de ser un proceso continuo porque el paciente requerirá matizaciones o información complementaria[56] en la medida que se va desarrollando el proceso de transición.

El farmacéutico puede ser requerido por el usuario para la obtención de información suplementaria sobre efectos beneficiosos y perjudiciales de los medicamentos, sobre el momento en el que se pueden observar los beneficios de los tratamientos, sobre lo que son los medicamentos off-label, etc. A su vez, el farmacéutico, en cualquier caso, debe estar atento al seguimiento farmacoterapéutico que aconseje realizar una derivación al médico, una consulta anticipada antes de los plazos establecidos, etc.

Una cuestión que puede ser favorecida desde la Oficina de farmacia es la de transmitir sosiego a la perona en transición de género sobre el curso del proceso hormonal. Se ha señalado que la comprensión inexacta de la transformación por parte del sujeto transexual es una de las causas más frecuentes de sus reacciones de ansiedad o ira[57]. Es conocido que las personas en proceso de transición de género con hormonas cruzadas suelen percibir que la fase de cambio es muy lenta, lo que les lleva a pensar que requieren de más hormona para progresar más rápidamente hacia el destino que se han marcado. Esta situación les puede hacer tomar más dosis o más medicamentos de los prescritos (por vías lícitas o a través del mercado negro), llegando a superar niveles fisiológicos y acelerando la manifestación de posibles efectos adversos[58]. Conociendo esta premisa, el farmacéutico puede ir enviando mensajes de sosiego y calma sobre el desarrollo del proceso de transición y, por otra parte, de alarma sobre las consecuencias de no cumplir las pautas establecidas por los médicos. También es interesante que el farmacéutico sea consciente de que uno de los grandes problemas de los transexuales es *no querer serlo*, es decir, querer ser un hombre o una mujer con

[56] Un proceso que tiene una especial relevancia ética debido a la irreversibilidad de partes del proceso, el desconocimiento de los efectos a largo plazo y dudas en algunos de ellos a corto plazo. Esta situación se encuentra agravada en el caso de personas con capacidades limitadas para el consentimiento. Bockting, W., Knudson G., Goldberg, J., *Assessment of hormone eligibility and readiness*. En: *Endocrine Therapy for transgender adults in British Columbia: suggested guidelines*. Vancouver: Trnasgender Health Program, 2006; B3. En el proceso informativo hay que considerar lo relativo a la pérdida de la función reproductiva, algo que deben tener muy claro para que después no surjan problemas de insatisfacción o arrepentimiento. Bocktin, W., Knudson, G., Goldberg, J.M., *Counselling and mental health care of transgender adults and loves ones*. Vancouver: Transgender Health Program, 2006; 31.

[57] Bockting, W., Knudson, G., Goldberg, J., *Assessment of hormone eligibility and readiness*. En: *Endocrine Therapy for transgender adults in British Columbia: suggested guidelines*. Vancouver: Trnasgender Health Program, 2006; B3.

[58] Moore, E., Wisniewski, A., Dobs, A., *Endocrine treatment of transexual people: a review of treatment regimens, outcomes, and adverse effects*. The Journal of Clinical Endocrinology & Metabolism, 2003; 88: 3471.

los roles, pero también con aquello que le proporciona la biología, algo que en ciertos aspectos va a ser imposible. Ayudar al transexual a reconocer sus límites o, al menos, no fomentar idealizaciones irreales es algo muy beneficioso para la integridad de la persona transexual[59].

### G. *Acompañamiento post tratamiento*

El farmacéutico comunitario se encuentra en un lugar privilegiado para observar la evolución de la persona en transición de género desde una perspectiva holística. El transexual puede requerir la dispensación de hormonas y, al mismo tiempo, solicitar productos para adelgazar, para disimular cicatrices, etc. Cuestiones derivadas, en muchos casos, de los propios tratamientos quirúrgicos y hormonales y que deben ser tenidas en consideración para contribuir a que no adquieran un carácter patológico.

Una de esas cuestiones a «vigilar» son las variaciones de peso. Hay que partir del hecho que tanto los estrógenos como la testosterona se asocian a un aumento de peso, algo que es muy mal aceptado por los THM que, debido a las convecciones sociales de delgadez en mujeres, puede llevarles a trastornos alimentarios (anorexia y bulimia), proceso que puede ser coadyuvado por el hecho de un comportamiento alimentario compulsivo debido al estrés. En cambio, en los TMH, el problema puede venir derivado por el deseo de adquirir masa muscular. No obstante, también se han reportado casos de anorexia nerviosa tras intervención quirúrgica en TMH[60].

Otro aspecto a tener en consideración, en la atención farmacéutica a personas transexuales, es la posible obsesión con procesos cosméticos provocados por la incomodidad que les genera su imagen corporal (cicatrices, expectativas del paciente, etc.)[61] y que es conveniente atemperar o, al menos, no fomentar. De esta forma, es fácil entender que el farmacéutico puede contribuir a la medicalización del paciente o, en caso contrario, a evitarla[62]. No hay que olvidar que, por ejemplo, los THM suelen entrar en una espiral cosmética que puede no tener fin. En este campo, la ayuda del profesional sanitario se basa en fomentar todo lo que contribuya a la autoaceptación y evitar generar falsas expectativas o que sólo se asocie la autoaceptación con cuestiones externas. Llegados a este punto se podría decir que, si un farmacéutico quiere

[59] Bocktin y col. exponen el caso de Anne que gracias a «empatizar» con un terapeuta se percató de cuál es su situación real y a partir de aceptarla se encontró mejor consigo misma y dejó de requerir más intervenciones quirúrgicas. Bocktin, W., Knudson, G., Goldberg, J.M., *Counselling and mental health care of transgender adults and loves ones*. Vancouver: Transgender Health Program, 2006; 38.

[60] Fernández-Aranda F, Peri J.M., Navarro V, *et al. Transsexualism and anorexia nervosa*: A case report. Eating Disorders, 2000; 8: 63-66.

[61] Bocktin, W., Knudson, G., Goldberg J.M., *Counselling and mental health care of transgender adults and loves ones*. Vancouver: Transgender Health Program, 2006; 30.

[62] López Guzmán J. *Reflexiones sobre la «rehumanización» de la sanidad*. En: De Lucas, J., Vidal, E., Fernández, E., Bellver, V., *Pensar el tiempo presente*. Valencia: Tirant lo blanch, 2018; 1575-1599.

proporcionar una verdadera atención holística a una persona en transición de género, deberá tener unos mínimos conocimientos antropológicos.

Para concluir este apartado me gustaría recordar una contribución muy sencilla, la más sencilla, del farmacéutico comunitario al bienestar del transexual: crear en su farmacia el clima necesario para que los transexuales puedan adquirir sus tratamientos, o recibir la información que requieran, en un ambiente de normalidad. No hay que olvidar que muchos transexuales describen su vida como una constate humillación[63], el farmacéutico comunitario tiene la posibilidad de que, al menos, en sus Oficinas de farmacia, encuentren ese ambiente de normalidad que les facilite recibir sin trabas atención, consejo o tratamientos.

### H. *Educación para la salud*

Ya se ha indicado al comienzo de este capítulo que los farmacéuticos tienen un importante papel como educadores sanitarios. Labor educativa que se inicia con la evaluación y ponderación de actitudes antes de que el cliente la transición de género, o con la elección de un determinado tratamiento en función de esta. Ese papel de educación para la salud debe tener una continuidad en todo el proceso, orientando sobre hábitos saludables (por ejemplo, es de vital relevancia concienciar que se deje de fumar antes de algunos tratamientos hormonales), y procurando que se eviten conductas de riesgo. En este sentido, es importante que las personas en transición de hombre a mujer reciban educación sobre el uso del tabaco o sobre los controles de colesterol e hipertensión, que pueden ayudar a minimizar el riesgo de eventos tromboembólicos. En el ámbito de la educación y seguridad también hay que mencionar la labor del farmacéutico en concienciar a la persona transexual de no dejar las medidas de vigilancia de los cánceres exclusivos de su sexo natal[64], o del control de las relaciones sexuales de riesgo por la interacción de las hormonas con los tratamientos antirretrovirales[65]. Pero, como es lógico, para que el farmacéutico pueda emprender esa labor educadora se requiere que, previamente, haya adquirido una serie de competencias, ya que nadie puede dar lo que no tiene.

La *ALGBTIC competencies for counseling transgender clients* clasificó las competencias para el asesoramiento a clientes transgénero en ocho dominios[66]. A continuación, se expone un resumen y adaptación de esas competencias debido a que,

[63] Bocktin, W., Knudson, G., Goldberg, J.M., *Counselling and mental health care of transgender adults and loves ones*. Vancouver: Transgender Health Program, 2006; 35.

[64] Weinand, J.D., Safer, J.D., *Hormone therapy in transgender adults is safe with provider supervision; A review of hormone therapy sequelae for transgender individuals*. Journal of Clinical & Translational Endocrinology, 2015; 2: 60.

[65] Cocohoba, J., *Pharmacists caring for transgender persons*. Am J Health-Syst Pharm, 2017; 74: 172.

[66] ALGBTIC Transgender Committee. ALGBTIC competencies for counselling transgender clients. The Center for Counseling Practice, Policy, and Research, 2009; 4-12.

como se ha indicado, es conveniente que el farmacéutico comunitario las adquiera para realizar bien su trabajo y para expandir su labor educadora. Se muestran sólo aquellas que se considera que son de relavancia para el objetivo de este trabajo.

— Estar convencidos de que todas las personas tienen el potencial de vivir en plenitud y con vidas emocionalmente sanas a lo largo de su vida.
— Tener en cuenta la implicación de cada periodo de la vida (infancia, vejez, etc.).
— Asegurar la atención de salud mental y médica para personas transgénero durante toda la vida, no solo durante el proceso de evaluación inicial o durante la transición.
— Comprender los factores biológicos, familiares, sociales, culturales, socioeconómicos y psicológicos que pueden influir en el curso del desarrollo de las identidades transgénero.
— Entender cómo el estigma y las presiones pueden afectar el desarrollo de la personalidad y cómo estos factores influyen en la toma de decisiones con respecto a la atención médica y manifestación de trastornos psicológicos de personas transgénero.
— Reconocer la influencia de otros factores contextuales y determinantes sociales de la salud (la raza, educación, etnicidad, religión y espiritualidad, estatus socioeconómico, orientación sexual, papel en la familia, amigos, región geográfica, etc.) en el curso del desarrollo de identidades transgénero.
— Tener información sobre las diversas formas de vivir de acuerdo con la identidad de género de una persona, que puede o puede no incluir la transición física o social de género, y cómo estas opciones pueden afectar a las personas transgénero, los estereotipos, la discriminación y la marginación pueden moldear los procesos de desarrollo, autoestima y autoconcepto.
— Reconocer que las tareas normativas de desarrollo de muchas personas transgénero pueden ser complicadas o comprometidas por la propia identidad y/o sexualidad, confusión, ansiedad y depresión, suicidio, ideación y comportamiento, autolesión no suicida, abuso de sustancias, fracaso académico, falta de vivienda, transfobia internalizada, infección por ETS / VIH, adicción y otros problemas de salud mental.
— Comprender que los individuos transgénero encontraran complejidades para sí mismos y para los demás con respecto a relaciones íntimas a lo largo de toda la vida.
— Reconocer que las tareas típicas de desarrollo de las personas mayores transgénero a menudo son complicadas o están comprometidos por el aislamiento social y la invisibilidad, los problemas médicos, conflictos de familia de origen, etc.
— Reconocer que la formación de identidad de género, la autoaceptación de la identidad transgénero y la divulgación del estado transgénero es un proceso complejo, que no necesariamente se resuelve de manera permanente y puede ser experimentado repetidamente a lo largo de la vida.

— Entender la importancia de usar un lenguaje apropiado (por ejemplo, nombre y pronombres correctos) con clientes transgénero.
— Reconocer cómo se internalizan los prejuicios y la discriminación (por ejemplo, transfobia, racismo, sexismo, clasismo, la discriminación religiosa, el canismo, el adultismo, la discriminación por edad), que pueden influir en las propias actitudes del consejero, propiciando actitudes negativas hacia las pacientes transgénero.
— Comprender las identidades que se cruzan entre personas transgénero (por ejemplo, raza /etnicidad, habilidad, clase, religión / afiliación espiritual, edad, experiencias de trauma) y sus acompañantes.
— Identificar recursos transgénero positivos (por ejemplo, grupos de apoyo, sitios web, folletos) para ayudar al usuario o paciente en caso de necesidad.
— Entender que los intentos del farmacéutico por alterar o cambiar las identidades de género y/o las relaciones sexuales de los clientes transgénero puede ser perjudiciales.
— Realizar un seguimiento y evaluación rutinarios del proceso de prestación de servicios a personas transexuales con objeto de ayudar en la investigación.
— Mantener una postura de apoyo sin prejuicios en todas las expresiones de identidad de género y sexualidad y establecer esto como un estándar para los miembros del equipo sanitario que trabaja en la Oficina de farmacia[67].
— Proporcionar educación y oportunidades para el aprendizaje social sobre una amplia gama de opciones con respecto a si la transición está indicada o justificada.
— Determinar las necesidades y presentar las preocupaciones de los clientes transgénero, incluida la identidad transgénero sobre el desarrollo, confusión de género, transición de género, expresión de género, sexualidad, ansiedad y depresión relacionadas con las experiencias de vida de personas transgénero, relaciones de familia / pareja, abuso de sustancias, salud de personas transgénero.
— Comprender las pautas éticas para asesorar a las personas que están explorando problemas relacionados con la identidad de género, la expresión de género y la orientación sexual.
— Buscar consulta o supervisión para asegurarse de que los prejuicios personales no afecten negativamente a la relación entre el farmacéutico y el cliente.
— Proporcionar en la Oficina de farmacia un ambiente respetuoso a las personas transexuales.

[67] Esta prospuesta será más o menos difícil de llevar a cabo según las condiciones legales del Estado en el que el farmacéutico desarrolla su actividad. En el desarrollo jurisprudencial y doctrinario hay dos vertientes —la dinámica y la estática— que condicionan la situación. «El aspecto estático tiene que ver con los signos distintivos y la condición registral del sujeto» (...) y el dinámico con «el conjunto de características y rasgos de índole cultural, moral, psicológica de la persona, su vertiente y patrimonio espiritual, su *personalidad*». Bavio, S., *Diversidad sexual y derechos humanos*. Gaceta Constitucional&procesal constitucional, 2014; 76: 224.

— Identificar los desafíos que pueden inhibir el tratamiento deseado (por ejemplo, deterioro cognitivo, salud mental grave).
— Entender que la identidad y expresión de género varían de un individuo a otro, y que la variación natural no debe interpretarse como psicopatología o retraso del desarrollo.
— Reconocer que el objetivo del tratamiento es proporcionar una salud mental psicosocial integral, que debe abarcar todas las áreas de la vida, para todas las personas transgénero, ya sea que estén o no buscando intervenciones médicas y/o modificaciones corporales.
— Estar preparado para enfrentar dilemas éticos con la evaluación de las personas transgénero, especialmente porque las teorías y prácticas con personas transgénero continúan cambiando y evolucionando, y crean muchos conflictos éticos.
— Considerar las limitaciones de la literatura y los métodos de investigación existentes con respecto a personas transgénero.

## 2. **La atención al entorno**

La persona con disforia de género, que piensa iniciar o ya ha comenzado la transición de género, vive inmersa en un entorno (familia, amigos, cuidadores) que, con mucha frecuencia, tiene dudas en como conducirse ante los cambios físicos, sociales, etc. que conlleva la reasignación de género. Este entorno no debe ser olvidado por el equipo sanitario[68] porque también requiere de una atención en cuanto a las incertidumbres que les genera la situación, las dudas en cuanto a diálogos y comportamientos más adecuados para beneficiar a su amigo o familiar, la atención a posibles cambios indeseables provocados por los tratamientos, etc. Pues bien, ante este entorno el farmacéutico se convierte en una pieza clave debido a que es frecuente que en las farmacias se tenga una clientela estable que incluye al ámbito familiar, al cuidador, etc. De ahí, que muchas dudas sanitarias del entorno de la persona en transición de género se puedan resolver, de una forma rápida y discreta, en el ámbito de la farmacia comunitaria.

El papel del farmacéutico no va a encontrarse en primera línea como es el caso de psicólogos o sociólogos, pero no hay que desdeñar su labor coadyuvante a la de los otros profesionales: consultas, comentarios en el mostrador, etc. que pueden contribuir a que el sujeto en reasignación y su entorno calme algunas de sus dudas y también, y esto es una función muy farmacéutica, que se pueda conocer bien el tratamiento para que el transexual no exponga su salud a riesgos evitables. Efectivamente, el entorno de la persona transexual puede ser receptivo a la transformación bien de forma pasiva o activa, pero también puede ser un entorno reactivo (medio hostil o de conflicto) oponiéndose

[68] BOCKTIN, W., KNUDSON, G., GOLDBERG, J.M., *Counselling and mental health care of transgender adults and loves ones*. Vancouver: Transgender Health Program, 2006; 1.

a la nueva situación. Ante esos escenarios, el farmacéutico comunitario puede ofrecer información y consejo de como se debe acompañar a la persona con disforia de género, o puede ayudar a hacer comprender que la peor opción, ante una persona que se siente de un género distinto, es el rechazo o abandono ya que, en su delicado y difícil trayecto vital, necesita de un entorno estable o, al menos, no adverso. En conclusión, ante un entorno colaborativo de la persona transexual habrá que atender sus necesidades, ante uno hostil habrá que intentar limar asperezas y ante uno inexistente (por romper con el transexual o, simplemente, por no existir)[69] habrá que estar más atentos en el seguimiento del paciente.

Un elemento que debe ser conocido por el profesional sanitario es que la familia del transexual puede no ser la habitual. Algunos transexuales, debido a distintas causas (desde las transnegatividad a la transfobia) son rechazadas por su familia de origen, surgiendo confictos entre ellos que terminan en separación y en la *adopción* por una serie de personas, que terminan desempeñando esos roles de familia, situación que se conoce como «familia de elección»[70].

En este apartado recobra una especial relevancia el secreto profesional[71], que siempre está presente en la actividad farmacéutica. Hay que pensar que, si se ha indicado que el farmacéutico puede ayudar al entorno del transexual, esto será solo posible en el caso de que éste acceda a incluir a su pariente o amigo en ese secreto. En cualquier otro caso, el farmacéutico no puede hablar del tratamiento de su cliente o paciente por mucho que crea que puede ser beneficioso que medie en la relación familiar o social.

En cualquier caso, el farmacéutico, bien para saber qué aspectos tiene que considerar el mismo ante su paciente o bien para informar de ellos a su entorno, es conveniente que se familiarice con las etapas del proceso emocional que se suele presentar en estos casos, para ello seguimos la propuesta de Bockting y col.[72]:

Etapa 1: Negación, shock. Intento de negociación para que desaparezcan los problemas de género.
Etapa 2: Ira hacia la persona transgénero. Miedo hacia las reacciones de los demás. Posibilidad de que los padres se culpen a sí mismos por la crianza.
Etapa 3: Desorientación y búsqueda de apoyo en otras personas que se encuentran en esa situación.
Etapa 4: Momento de inflexión en el que se está dispuesto o no a aceptar el cambio.
Etapa 5: Se da la bienvenida, se acepta y se acoge al transexual.

[69] Williams, M.E., Freeman, P.A., *Transgender health: implications for aging and caregiving*. En: Fredriksen-Goldsen, K.I., *Caregiving with pride*. The Haworth Press, 2007; 105.

[70] ALGBTIC Transgender Committee. *ALGBTIC competencies for counselling transgender clients*. The Center for Counseling Practice, Policy, and Research, 2009; 3

[71] Verdú Pascual, F.A., *Secreto profesional médico*. Granada: Comares, 2005.

[72] Bocktin, W., Knudson, G., Goldberg, J.M., *Counselling and mental health care of transgender adults and loves ones*. Vancouver: Transgender Health Program, 2006; 24-5.

Etapa 6: Proceso de orgullo y valoración de la decisión tomada por el amigo o familiar.
Etapa 7: Implicarse en el proceso de otros.

## 3. La integración del farmacéutico en el equipo de atención a la población transexual

En otros apartados ya se ha hecho referencia a la necesidad de incorporar al farmacéutico en el equipo que atiende a la población transexual. En la mayoría de los casos, el farmacéutico no es tenido en consideración, como se puede comprobar en la bibliografía científica y también en muchos textos legales en los que se establece quien debe conformar estos equipos sanitarios. No obstante, hay ejemplos, principalmente del ámbito clínico, que evidencian el valor de contar con un farmacéutico. A continuación, se hará referencia a uno de ellos para demostrar, desde un perspectiva práctica y no solo teórica, cuáles pueden ser los cometidos del farmacéutico en la atención a la población transgénero. Se trata de un servicio clínico establecido en el año 2015 en Nuevo México[73] y que llegó a la conclusión de que la incorporación del farmacéutico clínico[74] al equipo interprofesional que atiende a la población transexual ayuda a mejorar la atención al paciente. El equipo interprofesional estaba integrado por un farmacéutico clínico, un psiquiatra, dos enfermeras (una de ellas de práctica avanzada), un endocrino, un educador en diabetes, un terapeuta de masaje, un nutricionista y un médico asistente. El farmacéutico clínico realizó las siguientes funciones:

a. Evaluar la alfabetización en salud del paciente y adaptar el proceso de consentimiento al nivel determinado.
b. Establecer un diálogo en profundidad sobre los riesgos y beneficios de la terapia hormonal cruzada, así como de las posibles alternativas.
c. Aclarar con el paciente los tiempos de los procesos a los que va a ser sometido y el momento en que se apreciaran resultados físicos.
d. Discutir con el paciente sus objetivos y expectativas.
e. Analizar los diferentes tratamientos hormonales y ayudar a determinar cuál es el que más se adecua a los requerimientos fisiológicos y de expectativas del paciente. Dejando muy claro al paciente que «cada individuo responde de

[73] NEWSONE, C., COLIP, L., SHARON, N., CONKLIN, J., *Incorporating a pharmacist into an interprofesional team providing transgender care under a medical home model*. Am J Health-Syst Pharm, 2017; 74 (3): 135.

[74] En el Estado de Nuevo México el farmacéutico puede optar al reconocimiento de *farmacéutico clínico* que pueden prescribir, hacer cambios de medicación y ordenar pruebas de laboratorio. Esta figura tiene unas atribuciones superiores a las que poseen los farmacéuticos en muchos países, por lo que no se puede extrapolar el ejemplo directamente a otros modelos, aunque sí que puede servir de ayuda para vislumbrar la importancia de la aportación que podrían llevar a cabo los farmacéuticos en la atención a la población transexual.

manera diferente a la terapia hormonal y los resultados son difíciles de predecir»[75]. Este es el apartado más propiamente farmacéutico: la selección del mejor principio activo, la forma farmacéutica más adecuada, la dosis óptima y la estrategia de adherencia a la medicación.

f. Ayudar al equipo a obtener las autorizaciones previas al tratamiento hormonal. Elegido el tratamiento adecuado hay que notificarlo al equipo para que se tomen las medidas oportunas (aseguradoras, etc.) para que el paciente pueda tener acceso permanente al tratamiento.

g. Gestionar la estrategia de reducción de riesgos (dejar de fumar, control de peso, etc.)

Además de estas acciones también se abre la posibilidad de que el farmacéutico pueda llegar a iniciar procesos de tratamiento hormonal sin remisión del profesional de salud mental, a través de lo que se ha denominado «vía de consentimiento informado» siguiendo los estándares de la WPATH, tal como lo realizan médicos de atención primaria, ginecólogos, endocrinos, enfermeras de práctica avanzada o asistentes médicos[76]. Lo que se acaba de indicar es una situación excepcional que se ha visto favorecido por la legislación de Nuevo México, que ofrece una gran autonomía al farmacéutico otorgándole la facultad de interpretar las pruebas de laboratorio, e iniciar, ajustar y realizar modificaciones de la terapia. No obstante, aunque el anterior escenario pueda ser beneficicioso, sigo pensando que lo mejor es la interacción de todo el equipo sanitario en pos de la seguridad de la persona en transición de género y, por esta razón, no excluiría a ningún profesional que pueda ofrecer una garantía en el control y seguimiento del proceso.

Siguiendo a Cocohoba se puede afirmar que en los cambios que se están produciendo en la asistencia sanitaria, la profesión de farmacia se enfrenta a grandes oportunidades. Una de ellas es la asistencia a las personas transexuales, los farmacéuticos pueden tener un impacto sustancial en la salud, ayudando en la adaptación de la terapia a cada individuo, controlando la evolución del sujeto y llevando a cabo investigaciones para ayudar a guiar las decisiones clínicas[77].

[75] Newsone, C., Colip, L., Sharon, N., Conklin, J., *Incorporating a pharmacist into an interprofesional team providing transgender care under a medical home model*. Am J Health-Syst Pharm, 2017; 74 (3): 137.

[76] Deutsch, M.B., Feldman, J.L., *Updated recommendations from the world professional association for transgender health standards of care*. Am Fam Physician. 2013; 15;87(2):89-93.

[77] Cocohoba, J., *Pharmacists caring for transgender persons*. Am J Health-Syst Pharm, 2017; 74: 173.

# CONCLUSIÓN

Los farmacéuticos comunitarios se encuentran en una posición privilegiada para ayudar a la población en sus necesidades de ámbito sanitario. La cercanía, la inmediatez, la profesionalidad y el clima afectivo de estos profesionales son elementos a tener en consideración y que, por otra parte, adquieren una gran relevancia en el caso de poblaciones minoritarias o marginales que puedan tener más problemas en el acceso adecuado a una eficiente atención sanitaria. Uno de los colectivos que se pueden encontrar en una situación especial, que requieren de una atención particular por parte de los farmacéuticos, es el de los pacientes con diferentes orientaciones sexuales o identidades de género.

La asistencia sanitaria de la población LGBT requiere de respeto, buena praxis profesional y evitar la ideologización en la toma de decisiones. El conflicto de intereses generado por el enfrentamiento entre la buena praxis y la ideología puede provocar sesgos indeseables capaces de suscitar malestar entre los agentes sanitarios y una peor asistencia al paciente. En este sentido, se puede afirmar que *no es aceptable* la discriminación de ningún paciente —por motivos de género, religiosos, econonómicos, etc.—, *ni conveniente* la segregación de ninguna persona en la atención sanitaria, ya que la buena praxis profesional exige un trato exquisito y adecuado a las necesidades de casa usuario o paciente. Por este motivo, hay que tener mucha precaución en la segregación de grupos de población que sean tratados de una forma separada del conjunto de la ciudadanía, sin una auténtica justificación. En ese caso se podría generar una situación de excepcionalidad que puede conducir a una clara discriminación, objetivo contrario al buscado y deseado. En este sentido, un farmacéutico no tiene necesidad de saber la orientación sexual de su paciente o cliente, a no ser que ese sea un dato importante en la asistencia. Hay una clara diferencia entre no discriminar a nadie y aislar a un grupo para otorgarle una protección especial. No hay duda de que esa protección será necesaria en ocasiones. Sin embargo, en otros colectivos, como en parte de la población LGBT, esta situación de excepcionalidad se puede volver contra ellos al conducir a la citada población a un gueto que pueda llegar a dificultar su efectiva integración social, otorgando a ese colectivo un marchamo diferente al de la población general conduciéndole al fenómeno denominado del «otro».

Dentro del colectivo LGBT hay un grupo que requiere que se desgaje del resto porque su situación, en cuanto a su relación con el ámbito sanitario, precisa de una atención y cuidado especial: aquellas personas que se sienten de un género contrario al que representa su biología, de tal forma que la apariencia, el nombre, etc. puede ser de mujer, pero su fisiología es de varón o viceversa. Este sector de la población requiere del asesoramiento del farmacéutico por utilizar medicamentos de forma continuada, emplear medicamentos no experimentados para la transición de género, tener expectativas poco realistas sobre la evolución de los tratamientos, etc.

# BIBLIOGRAFÍA


ABENI, C. *Arizona Trans Man Shot and Killed By Police in His Own Home.*
http://www.advocate.com/transgender/2016/2/06/arizona-trans-man-shot-and-killed-police-his-own-home (Accedido el 23 de enero de 2017)

ALGBTIC TRANSGENDER COMMITTEE. *ALGBTIC competencies for counselling transgender clients.* The Center for Counseling Practice, Policy, and Research, 2009; 1-17.

AMERICAN GERIATRICS SOCIETY ETHCS COMMITTEE. *American Geriatrics Society care of lesbian, gay, bisexual, and transgender older adults position statement: American Geriatrics Society Ethics Committee.* J Am Geriatr Soc, 2015; 63 (3): 423-426.

AMERICAN PSYCHIATRIC ASSOCIATION. *DSM-5: diagnostic and statistical manual of mental disorders, 5th edition.* Arlington: American Psychiatric Publishing, 2013; 451-459.

ANDERSON, R. *When Harry became Sally.* New York: Encounter Books, 2018.

ANDORNO, R. *Validez del principio de precaución como instrumento jurídico para la prevención y la gestión de riesgos.* En: ROMEO-CASABONA, C. (Eds). *Principio de precaución, biotecnología y derecho.* Granada: Comares, 2004; 17-33.

APARISI A, CASTILLA DE CORTAZAR B, MIRANDA M. *Los discursos sobre el género: algunas influencias en el ordenamiento jurídico español.* Valencia: Tirant lo Blanch, 2017.

ASSCHEMAN, H., GILTAY, E.J., MEGENS J.A., DE RONDE W.P., VAN TROTSENBURG, M.A., GOOREN, L.J. *A long-term follow-up study of mortality in transsexuals receiving treatment with cross-sex hormones.* Eur J Endocrinol 2011; 164 (4): 635-642.

AZNAR, J., ALBERT, M., BURGUETE, E., MARCO, G., MATEU, M.C., GARCÍA, O., SERRANO A, TALENS, J.A., TUDELA, J. *Análisis de la ley de transexualidad promovida por la Generalitat Valenciana.* Valencia: Universidad Católica de Valencia, 2016.

BAKKER, A., KESTEREN, P.J.M., GOOREN, L.J.G., BEZEMER, P.D. *The prevalence of transsexualism in the Netherlands.* Acta Psychiatrica Scandinavica, 1993; 87: 237-8.

BATTY, D. *Sex changes are not effective, say researchers.*
https://www.theguardian.com/society/2004/jul/30/health.mentalhealth (Accedido el 23 de marzo de 2018)

BAUER, G.R. *Making sure everuone counts: considerations for inclusión, identification and analysis of trnsgender and transexual participants in health surveys.* En: Institute of Gender and Health. *What a difference sex and gender make.* Vancouver: University of British Columbia, 2012; 59-67.

BAVIO, S. *Diversidad sexual y derechos humanos. Gaceta Constitucional&procesal constitucional,* 2014; 76: 222-243.

BECERRA-FERNÁNDEZ, A., LUCIO-PÉREZ, M.J., RODRÍGUEZ-MOLINA M, *et al. Transexualidad y adolescencia.* Revista Internacional de Andrología, 2010; 8 (4): 165-171.

BELSUÉ, K. *Sexo, género y transexualidad: de los desafíos teóricos a las debilidades de la legislación española.* Acciones e Investigaciones Sociales, 2011; 29: 7-32.

BERTELLONI, S., MUL, D. *Treatment of central precocious puberty by GnRH analogs: long-term outcome in men.* Asian Journal of Andrology, 2008; 10 (4): 525-534.

BHASIN, S., CUNNINGHAM, G.R., HAYES, F.J., MATSUMOTO, A.M., SNYDER, P.J., SWERDLOFF, R.S., Montori VM. *Testosterone therapy in men with androgen deficiency síndromes: an Endocrine Society clinical practice guideline*. J Clin Endocrinol Metab, 2010; 95 (6): 2536-2559.

BISHOP, B.M. *Pharmacotherapy considerations in the management of transgender patients: a brief review*. Pharmacotherapy, 2015; 35 (12): 1130-1139.

BISILLIAT, J. *Introducing the gender perspective in national essential drug programmes*. Department of Essential Drugs and Medicine Policy. Ginebra: World Health Organization, 2001.

BOCKTING, W., KNUDSON, G., GOLDBERG J. *Assessment of hormone eligibility and readiness*. En: Endocrine Therapy for transgender adults in British Columbia: suggested guidelines. Vancouver: Transgender Health Program, 2006; B1-B8.

BOCKTIN W, KNUDSON G, GOLDBERG JM. *Counselling and mental health care of transgender adults and loves ones*. Vancouver: Transgender Health Program, 2006; 1-68.

BULLOUGH, V.L. *Transsexualism in History*. Archives of Sexual Behavior, 1975; 4 (5): 561-571.

CAMPINHA-BACOTE J. *The process of cultural competence in the delivery of healthcare services: a model of care*. Journal of Transcultural Nursing, 2002; 13 (3): 181-4.

CAMPO-ARIAS A, HERAZO E, COGOLLO Z. *Homofobia en estudiantes de enfermería*. Rev Esc Enferem USP, 2010; 44 (3): 839-843.

CANADIAN INSTITUTES OF HEALTH RESEARCH (CIHR). *Gender, sex and health research guide: a tool for CIHR applicants*. 2012. http://www.cihr-irsc.gc.ca/e/32019.htlm (Accedido el 23 de marzo de 2018)

CENTER OF EXCELLENCE FOR TRANSCENDER HEALTH. University of California. http://transhealth.ucsf.edu/trans?page=ab-00-00

CLAYTON, J.A., COLLINS FS. *Policy: NIH to balance sex in cell and animal studies*. Nature, 2014; 509: 282–283.

COCOHOBA J. *Pharmacists caring for transgender persons. Am J Health-Syst Pharm*, 2017; 74: 170-174.

COHEN, D., BARNES, H. *Gender dysphoria in children: puberty blockers study draws further criticism*. BMJ, 2019; 366: I5647. doi: 10.1136/bmj.I5647.

COHEN-KETTENIS, P.T., DELAMARRE-VAN DE WAAL, H.A., GOOREN, L.J.G. *The treatment of adolescent transsexuals: changing insights*. The Journal of Sexual Medicine, 2008; 5 (8): 1892-1897.

COLEMAN, E. *et al. Standards of Care for the Health of Transsexual, Transgender, and Gender Nonconforming People*. World Professional Association for Transgender Health (WPATH).7th version, 2012.https://s3.amazonaws.com/amo_hub_content/Association140/files/Standards%20of%20Care%20V7%20-%202011%20WPATH%20(2)(1).pdf (Accedido el 2 de octubre de 2017)

COLOMER REVUELTA, C. *El sexo de los indicadores y el género de las desigualdades*. Rev Esp Salud Pública, 2007; 81: 91-93.

CONSORTIUM ON THE MANAGEMENT OF DISORDERS OF SEX DEVELOPMENT. *Clinical Guidelines for the Management of Disorders of Sex Development in Childhood*. Rohnert Park: Rohnert Park Intersex Society of North America, 2006.

COULTER, R.W.S., KENST, K.S., BOWEN, D.J., SCOUT. *Research funded by the National Institutes of Health on the Health of lesbian, gay, bisexual and transgender populations*. Am J Public Health, 2014; 104 (2): e105-e112.

DHAL, M., FELDMAN, J.L, GOLDBERG, J., JABERI, A. *Physical aspects of transgender endocrine therapy*. En: Endocrine Therapy for transgender adults in British Columbia: suggested guidelines. Vancouver: Transgender Health Program, 2006; A1-A12.

DE CASTRO, P., HEIDARI, S., BABOR, T.F. *Sex and gender equity in research (SAGER): reporting guidelines as a framework of innovation for an equitable approach to gender medicine*. Ann Ist Super Sanità, 2016; 52 (2): 154-157.

DE LA ESPRIELLA, R. *Homofobia y siquiatría*. Colombia: Revista Colombiana de Psiquiatría, 2009; 4: 718-735.

DELEMARRE-VAN DE WAAL, H.A., COHEN-KETTENIS, P.T. *Clinical management of gender identity disorder in adolescents: a protocol on psychological and paediatric endocrinology aspects*. European Journal of Endocrinology 2006; 155: S131–S137.

DE VRIES A, NOENS I, COHEN-KETTENIS P, VAN BERCKELAER-ONNES I, Doreleijers T. *Autism spectrum disorders in gender dysphoric children and adolescents*. J Autism Dev Disord, 2010; 40: 930-936.

DEUTSCH, M.B. *Initiating hormone therapy*. http://transhealth.ucsf.edu/trans?page=guidelines-initiating-hormone-therapy (Accedido el 5 de abril de 2019)

DEUTSCH, M.B., FELDMAN, J.L. *Updated recommendations from the world professional association for transgender health standards of care*. Am Fam Physician. 2013; 15;87(2):89-93.

DEUTSCH, M.B., GREEN, J., KEATLEY, J., MAYER, G., HASTINGS, J., HALL, A.M. *Electronic medical records and the transgender patient: recommendations from the World Professional Association for Transgender Heallth EMR Working Group*. J Am Med Inform Assoc, 2013; 20: 700-703.

DEUTSCH, M.B. (ed.). *Guidelines for the primary and gender-affirming care of transgender and gender nonbinary people*. San Francisco: Universidad de California, 2016.

DITTRICH, R., BINDER, H., CUPISTI, S., HOFFMANN, I., BECKMANN, M.W., MUELLER, A. *Endocrine treatment of male-to-female transsexuals using gonadotropin-relasing homone agonist*. Exp Clin Endocrinol Diabetes 2005; 113: 586-592

DOORNAERT M, HOEBEKE P, CEULEMANS P, T'SJOEN G, HEYLENS G, Monstrey S. *Penile reconstruction with the radial forearm flap: an update*. Handchir Mikrochir Plast Chir, 2011; 43 (4): 208-214

DONNELLY L. *Rise in child transgender referrals*. The Telegraph, 7 de abril de 2015.http://www.telegraph.co.uk/news/health/news/11519603/Rise-in-child-transgender-referrals.html (Accedido 20 de enero de 2017)

DREGER A. Gender Mad. 19 de diciembre de 2015. http://alicedreger.com/gendermad (Accedido el 15 de febrero de 2017)

EATON LA, DRIFFIN DD, KEGLER C, SMITH H, CONWAY-WASHINGTON C, WHITE D, CHERRY C. *Acknowledging the role of stigma and medical mistrust in engagement in routine health care among black men who have sex with men*. American Journal of Public Health, 2015; 105 (2): 75-82.

EHRHARD E. *The transcender movement targets autistic children*, 2016. http://www.crisismagazine.com/2016/autism-transgendered-movement (Accedido el 27 de enero de 2017)

ELLIS-PETERSEN H. *BBC film on child transgender issues worries activists*.

https://www.theguardian.com/society/2017/jan/11/bbc-film-on-child-transgender-issues-worries-activists (Accedido el 20 de enero de 2017)

FAULK, M. *Psychosis in a transexual. British Journal of Psychiatry*, 1990; 156: 285-6.

FELDMAN, J., BOCKTING, W.O. *Transgender health*. Minnesota Medicine, 2003; 86: 25-32

FERNÁNDEZ, J.D., TANNOCK, L.R. *Metabolic effects of hormone therapy in trasgender patients*. Endocr Pract, 2016; 22 (4): 383-388.

FERNÁNDEZ, R.M., PÁSARO, E.. *¿La identidad sexual es una opción? Un estudio sobre la base genética de la transexualidad*. Cuadernos de Bioética, 2017; 94: 343-353.

FERNÁNDEZ-ARANDA, F., PERI, J.M., NAVARRO, V., *et al. Transsexualism and anorexia nervosa: A case report*. Eating Disorders, 2000; 8: 63-66.

FISHER-BORNE, M., MONTANA, J., MARTIN, S.L. *From mastery to accountability: cultural humility as an alternative to cultural competence*. Social Work Education, 2015; 34: 165-181.

FLORES, A.R., HERMAN, J.L., GATES, G.J., BROWN, T.N. *How many adults identify as transgender in the United States?*, 2016. https://williamsinstitute.law.ucla.edu/wp-content/uploads/How-Many-Adults-Identify-as-Transgender-in-the-United-States.pdf (Accedido el 4 de abril de 2019)

FRANCONI F, BRUNELLESCHI S, STEARDO L, CUOMO V. Gender differences in drug responses. Pharmacol Res, 2007; 55 (2): 81-95.

FRANSOO, R. *My mum, my dad, and sex differences in cardiac care: how a sex-based analysis revealed the importance age*. En: Institute of Gender and Health. What a difference sex and gender make. Vancouver: University of British Columbia, 2012; 35-41.

GAMBOA GA. *Una respuesta bioética a la búsqueda de la identidad sexual personal*. Persona y Bioética, 2002; 15: 79-91.

García Añón J. *Derechos culturales y dimensión de género*. En: MONEDERO ATIENZA, C., MONEDERO PÉRES, J.L. *Género y derechos fundamentales*. Granada: Comares, 2010: 675-697.

GATES, G.J. *How many people are lesbian, gay, bisexual, and transgender?* (Abril 2011) https://williamsinstitute.law.ucla.edu/wp-content/uploads/Gates-How-Many-People-LGBT-Apr-2011.pdf (Accedido el 4 de abril de 2019)

GENDER IDENTITY DEVELOPMENT SERVICE, GIDS. NHS.uk. GIDS referrals figures for 2016/17. http://gids.nhs.uk/sites/default/files/content_uploads/referral-figures-2016-17.pdf (accedido el 23 de agosto de 2017)

GERSHONI, M., PIETROKOVSKI, S. *The landscape of sex-differential transcriptome and its consequent selection in human adults*. BMC Biology 2017. https://doi.org/10.1186/s12915-017-0352-z (Accedido el 19 de febrero de 2018)

GLASS-GODWIN, L., KALUMUCK, K.E. *Puberty and adolescence*. Salem Press Encyclopedia of Health, January, 2016.

GOLDBERG, J., LINDENBERG, D., HUNT, R. *Endocrine therapy for transgender adults in British Columnbia: suggested guidelines*. Vancouver: Trnasgender Health Program, 2006.

GÓMEZ-GIL, E., GÓMEZ, A, CAÑIZARES, S., GUILLAMÓN, A *et al. Clinical utility of the Bem Sex Role Inventory (BSRI) in the spanish transexual and nontranssexual population*. Journal of Personality Assessment, 2012, 1-6. DOI: 10.1080/00223891.2011.650302.

GONZÁLEZ GARCÍA, M.I. *La medicalización del sexo*. Madrid: Los libros de la Catarata, 2015.

GONZÁLEZ VÁZQUEZ, M.C., LÓPEZ GUZMÁN, J. *Medicamentos off-label: cuestiones terminológicas y conceptuales*. Index de Enfermería, 2017; 26 (4): 292-294.

GOOREN L, ASSIES J, ASSCHEMAN H, DE SLEPTE R, VAN KESSEL, H. *Estrogen-induced prolactinoma in a men*. J Clin Endocrinol Metab, 1988; 66: 444-446.

GOOREN, L.J., GILTAY, E.J., BUNCK, M.C. *Long-term treatment of transsexuals with cross-sex hormones: extensive personal experience*. J Clin Endocrinol Metab, 2008; 93 (1): 19-25.

GOOREN L. *Care of transexual persons*. The New England Journal of Medicine, 2011; 364 (13): 1251-1257.

GOOREN, L.J., VAN TROTSENBURG, M.A., GILTAY, E.J,, VAN DIEST, P.J. *Breast cancer development in transsexual subjects receiving cross-sex hormone treatment*. J Sex Med, 2013; 10(12):3129-3134.

GOOREN, L., BOWERS, M., LIPS, P., KONINGS, I.R. *Five new cases of breast cancer in transsexual persons*. Andrologia, 2015; 47(10):1202-1205.

GRABMAN, G., FRIEDMAN S. *Igualdad de género en materia de salud: mayor igualdad y eficiencia en el logro de la salud para todos*. Washington: Organización Panamericana de la Salud, 2010. http://apps.who.int/iris/bitstream/10665/173343/1/Gender-equality-in-health-SP.pdf (Accedido el 15 de marzo de 2018)

GROSSMAN, A.H., D'AUGELLI, A.R. *Transgender youth: invisible and vulnerable*. Current Issues in Lesbian, Gay, Bisexual and Transgender Health, 2006; 51 (1): 111-128.

HACKING, I. *The looping effects of human kinds*. En: Sperber D, Premack D, Premack AJ. Causal cognition: A multidisciplinary debate. 1996. DOI:10.1093/acprof:oso/9780198524021.003.0012.

HATZENBUEHLER, M.L. *Structural stigma: research evidence and implications for psychological science*. Am Psychol, 2016; 71 (8): 742-751.

HEINRICH, J., GAHART, M.T., ROWE, E.J., BRADLEY, L. *Drug safety: most drugs withdrawn in recent years had greater health risks for women*. Washington: United States General Accounting Office, 2001.

HEMBREE, W.C., COHEN_KETTENIS, P., DELEMARRE VAN DE WAAL, H.A., GOOREN, L.J., MEYER, W.J., SPACK, N.P., TANGPRICHA, V., MONTORI, V.M. *Endocrine Society. Endocrine treatment of transexual persons: an Endocrine Society Clinical Practice Guidelines*. J Clin Endocrinol Metab 2009; 94 (9): 3132-3154.

HERBST, J.H., JACOBS, E.D., FINLAYSON, T.J., MCKLEROY, V.S., NEUMANN, M.S, CREPAZ, N. *Estimating HIV prevalence and risk behaviors of transgender persons in the United States: a systematic review*. AIDS Behav, 2008; 12 81): 1-17.

HERNÁNDEZ VALENCIA, M. *Pubertad precoz*. Revista Mexicana de Medicina de la Reproducción, 2011; 4 (1): 3-9.

HEYER, W. *The experiment on our children: doctors don't know who the real trans kids are*. Thepublicdiscourse.com/2017/06/19512/ (Accedido el 8 de Julio de 2017)

HOFFMAN, D.E., TARZIAN, A.J. *The girl who cried pain: a bias against woen in the treatment of pain*. Journal of Law, Medicine & Ethics, 2001; 29: 13-27.

HONG, K.E. *Categorical exclusions: exploriong legal responses to health care discrimination against transsexuals*. Columbia Journal of Gender and Law, 2002; 11: 88-126.

HOWARD, S. *Sex and disability: time to treat all womwn as individuals*. BMJ, 2017; 358: j3454. doi: 10.1136/bmj.j3454.

HRUZ, P.W., MAYER, L.S., MCHUGH, P.R. *Growing Pains. Problems with puberty suppression in treating gender dysphoria*. The New Atlantis, 2017; 52: 3-36.

INSTITUTE OF GENDER AND HEALTH. *What a difference sex and gender make*. Vancouver: University of British Columbia, 2012.

INSTITUTE OF MEDICINE (US). *The health of lesbian, gay, bisexual, and transgender people*. Washington: National Academies Press (US), 2011.

JACOBSON, A, MATSON K.L., MATHEWS, J.L., PARKHILL, A.L., Scartabello T.A. *Lesbian, gay, bisexual, and transgender inclusión: survey of campus climate in colleges and schools of pharmacy*. Currents in Pharmacy Teaching and Learning, 2017; 9: 60-65.

KAN, R.W.M., AU KP, CHEUNG LWM, LAM CYY, Liu HHW, WONG MY, WONG WC. *Homophobia in medical students of the University of Hong Kong*. Sex. Educ, 2009; 9 (1): 65-80.

KERNAN WN, VISCOLI CM, BRASS LM, BRODERICK JP, BROTT T, FELDMANN E, MORGENSTERN LB, WILTERDINK JL, HORWITZ RI. *Phenylpropanolamine and the Risk of Hemorrhagic Stroke* N Engl J Med 2000; 343:1826-1832

KESTEREN P.J., ASSCHEMAN, H., MEGENS J.A., GOOREN L.J. *Mortality and morbidity in transexual subjects treated with cross-sex hormones*. Clin Endocrinol (Oxf), 1997; 47 (3): 337-342.

KLEIN, R. *Group work practice with transgendered male to female sex workers*. Journal of Gay &Lesbian Social Services, 1999; 10: 95-109.

KNAFO, A, IERVOLINO, A.C. *Masculine girls and femenine boys: genetic and environmental contributions to atypical gender development in early childhood*. Journal of Personality and Social Psychology, 2005; 88 (2): 400-412.

KNEZEVICH E.L., VIERECK, L.K., DRINCIC, A.T. *Medical management of adult transexual persons*. Pharmacoteraphy 2012; 32 (1): 54-66.

KURZER, M. *Hormonal effects of soy in premenopausal women and men*. J Nutr 2002; 132: 570S-573S.

JANSSEN, A., HUANG, H., DUNCAN, C. *Gender variance among youth with autism spectrum disorders: a retrospective chart review*. Transgender Health, 2016; 1.1: 63-8. doi: 10.1089/trgh.2015.0007

JOHNSTON, K. *From girl to boy and back again, Zahra Cooper shares her journey: «Everyone is different»*. New Zealand Herald, 29 de abril de 2017.

JUSTER, R.P., LUPIEN, S.J. *Sex and gender in stress research: the metamorphosis of a field*. En: Institute of Gender and Health. What a difference sex and gender make. Vancouver: University of British Columbia, 2012; 17-24.

LAGUNA, N., DE ANDRÉS, F. *Participación de las mujeres en los ensayos clínicos según los informes de la Agencia Española de Medicamentos y Productos Sanitarios*. 2007. Rev Esp Salud Pública, 2008; 82: 343-350.

LEACH, C., LAYSON-WOLF, C. *Survey of community pharmacy residents'perceptions of transgender health management*. J Am Pharm Assoc, 2003; 56(4): 441-445.

LEACH, C. *Pharmacotherapy considerations in the management of transgender patients: an alternative viewpoint*. Pharamacotherapy 2016; 36 (4): e28.

LENZ, M.I. *Papel del factor de crecimiento semejante a la insulina (IGF-1) en la regulación de la función ovárica*. Biosalud, 2007; 6: 149-159.

LEOPARDI, E. *Enhancing transgender health care*. American Journal of Public Health, 2001; 91 (6): 869-872.

LEVINSTEIN, K. *Social work professor speaks out on behalf of her FtM autistic daughter*. https://4thwavenow.com/2016/05/06/social-work-prof-speaks-out-on-behalf-of-her-ftm-autistic-daughter/ (Accedido el 27 de enero de 2017)

LIGHT, A.D, OBEDIN-MALIVER, J., SEVELIUS, J.M., KERNS, J.L. *Transgender men who experienced pregnancy after female-male gender transtitioning*. Obstet Gynecol 2014; 124 (6): 1120-1127.

LIM, F.A, BROWN, D.V. Jr, JUSTIN KIM, S.M. *Addressing health care disparities in the lesbian, gay, bisexual, and transgender population: a review of best practices*. Am J Nurs, 2014; 114 (6): 24-34.

LOMBARDI, E. *Enhancing transgender health care*. American Journal of Public Health, 2001; 91 (6): 869-72.

LÓPEZ GUZMÁN, J. *¿Qué es la objeción de conciencia?* Pamplona: Eunsa, 2011.

— Deontología Farmacéutica Aplicada. Jaén: Formación Alcalá, 2014.

— Transexualismo y salud integral de la persona. Valencia: Tirant lo Blanch, 2016.

— El «mejor interés» del menor transexual. Bioethics Update 2018; 4 (2): 103-118.

— Reflexiones sobre la «rehumanización» de la sanidad. En: DE LUCAS, J., VIDAL, E., FERNÁNDEZ, E., BELLVER, V. *Pensar el tiempo presente*. Valencia: Tirant lo blanch, 2018; 1575-1599.

LÓPEZ GUZMÁN J., GONZÁLEZ VÁZQUEZ, C. *Valoración de la supresión de la pubertad en menores con problemas de identidad de género*. Cuadernos de Bioética, 2018; 29 (97): 247-256.

Lorme, K.C, Schulz, K.M., Salas-Ramírez, K.Y., Sisk, C.L. *Pubertal testosterone organizes regional volumen and neuronal number within the medial amígdala of adult male syriam hamsters.* Brain Res 2012; 1460: 33-40.

Martínez, A. *Los cuerpos del sistema sexo/género.* Aportes teóricos de Judith Butler. Revista de Psicología, 2012; 12: 127-144.

Martínez, M.F., Martínez, J., Calzado, V. *La competencia cultural como referente de la diversidad humana en la prestación de servicios y la intervención social.* Intervención Psicosocial, 2006; 15 (3): 331-350.

Mas, J. *La patologización de la transexualidad: un mecanismo legitimador de nuestro sistema dualñ de género.* Quaderns-e, 2013; 18 (1): 65-79.

Mas, J. *Del transexualismo a la disforia de género en el DSM. Cambios terminológicos, misma esencia patologizante.* Revista Internacional de Sociología, 2017; 75 (2): e059 doi:http://dx.doi.org/10.3989/ris.2017.75.2.15.63.

Maxwell, E., Salch, S., Boliko, M., Anakwe-Charles G. *Discrepancies in lesbian, gay, bisexual, and transgender patient care and how Pharmacists can support an evolved practice.* American Journal of Pharmaceutical Education, 2017; 81 (7): article 6181.

Mayer, I.H. *Prejudice, social stress & mental health in lesbian, gay, and bisexual populations: conceptual issues and research evidence.* Psychol Bull, 2003; 129 (5): 674-697.

Mazuelos, J. *Problemas éticos del transexualismo.* Revista Bioética y Ciencias de la Salud, 1999; 3 (4). https://www.bioeticacs.org/iceb/seleccion_temas/sexualidad/
PROBLEMAS_ETICOS_DEL_TRANSEXUALISMO.pdf (Accedido, 19 de noviembre de 2019)

McCann, E., Sharek, D. *Survey of lesbian, gay, bisexual, and transgender people's experiences of mental helath services in Ireland.* International Journal of mental Health Nursing, 2014; 23: 118-127.

McNamara, M.C., Ng H. *Best practices in LGBT care: a guide for primary care physicians.* Cleve Clin J Med, 2016; 83 (7): 531-541.

Megías, J.J. *La irrelevancia jurídica de la diferencicación sexual en el consejo de Europa.* En: Aparisi A. *Persona y género.* Pamplona: Thomson Reuters Aranzadi, 2011; 153-203.

Mendrek, A. *Sex and gender differences in mental health research.* En: Institute of Gender and Health. What a difference sex and gender make. Vancouver: University of British Columbia, 2012; 1-7.

Messing, K., Stock, S., Tissot, F. *Work exposures and musculoskeletal disorders: how the treatment of gender and sex in population-based surveys can affect detection of exposure-effect relationships.* En: Institute of Gender and Health. What a difference sex and gender make. Vancouver: University of British Columbia, 2012; 42-49.

Millas, C., Green, R., Hines, M. *Estrogen treatment effects on cognition, memory and mood in male-to-female transsexuals.* Horm Behav, 2006; 50 (5): 708-717.

Money, J., Ehrhardt, A. *Desarrollo de la sexualidad humana. Diferenciación y dimorfismo de la identidad de género.* Madrid: Morata, 1982.

Monge, J., López Guzmán, J. *La importancia de la presencia intencional en la rehumanización de la asistencia sanitaria.* Lumen.2015; 11: 47-58.

Montalvo, F. de. *Problemas legales en el tratamiento médico de la disforia de género en menores de edad.* Adolescere, 2018; VI (2): 32-38.

Moore, E., Wisniewski, A., Dobs, A. *Endocrine treatment of transexual people: a review of treatment regimens, outcomes, and adverse effects.* The Journal of Clinical Endocrinology & Metabolism, 2003; 88: 3467-3473.

More, S.D. *The pregnant man-an oxymoron?* Journal of Gender Studies, 1998; 7: 319-328.

Mueller, A., Gooren, L. *Hormone-related tumors in transsexuals receiving treatment with cross-sex hormones.* European Journal of Endocrinology, 2008: 159: 197-202.

Mulas, F. *Transexualidad: Primun non nocere.* Observatorio de Bioética Universidad Católica de Valencia. 3 de agosto de 2016. http://www.observatoriobioetica.org/2016/08/transexualidad-primun-non-nocere/16671 (Accedido el 10 de agosto de 2017)

Muñoz, E. *Ética y transexualismo.* CSIC: Grupo de Ciencia, Tecnología y Sociedad, 2001.

Muñoz, M.T, Pozo, J. *Pubertad normal y sus variantes.* Pediatría Integral, 2011; XV (6): 507-518.

Murad MH, Elamin MB, García MZ, Mullan RJ, Murad A, Erwin PJ, Montori VM. *Hormonal therapy and sex reassignment: a systematic review and meta-analysis of quality of life and psychosocial outcomes.* Clin Endocrinol (Oxf), 2010; 72 82): 214-31.

Newsone C, Colip L, Sharon N, Conklin J. *Incorporating a pharmacist into an interprofesional team providing transgender care under a medical home model.* Am J Health-Syst Pharm, 2017; 74 (3): 135-139.

Olson, K. TransYouth Proyect —Changing lives through science and service https://depts.washington.edu/transyp/ (Accedido el 17 de agosto de 2017)

Ortiz-Hernández, L. *La opresión de minorías sexuales desde la inequidad de género.* Política y Cultura, 2004; 22: 161-182.

Osorio-Merchán M, López AL. *Competencia cultural en salud: necesidad emergente en un mundo globalizado.* Index de Enfermería 2008; 17 (4): 266-70.

Prendergast, B.J., Onishi K.G., Zucker, I. *Female mice liberated for inclusión in neuroscience and biomedical research.* Neuroscience and Biobehavioral Reviews, 2014; 40: 1-5.

Prior, J.C., Vigna, Y.M., Watson, D. *Spironolactone with physiological female steroids for presurgical therapy of male-to-female transsexualism.* Arch Sex Behav, 1989; 18 81): 49-57.

Reisner, S.L., Greytak, E.A., Parson, J.T., Ybarra, M. *Geneder minority social stress in adolescence: disparities in adolescent bullying and substance use by gender identity.* J Sex Res, 2015; 52 (3): 243-256.

Rica, I, Grau, G, Rodríguez, A., Vela, A. *La atención a los menores transexuales.* Rev Esp Endocrinol Pediatr 2015; 6 (Suplemento 2): 38-44.

Robinson, C. *'Children just need to be loved,' parents say after transgender son's suicide.* All.com, 2 de junio de 2017.

http://www.al.com/news/birmingham/index.ssf/2017/06/our_children_just_need_to_be_l.html (Accedido el 17 de agosto de 2017)

Rodrigues Cardoso, M., Felipe Ferro, L. *Saúde e populaçao LGBT: Demandas e especificidades em questao.* Psicologia: Ciencia e Proffisáo, 2012; 32 (3): 552-563.

Romeu, A., Monzó, A., López, V., Duque, C.C., et al. *Orientecaión sexual y deseo reproductivo. Revista Iberoamericana de Fertlidad y Reproducción humana*, 2015; 32 (2): 27-41.

Rosenthal, S.M. *Approach to the patient: transgender youth endocrine considerations.* J Clin Endocrinol Metab, 2014; 99 (12): 4379-4389.

Rossi, G. L'Anarca, 27 de enero de 2017. http://blog.ilgiornale.it/rossi/2016/01/27/la-lesbica-anti-gay-camille-paglia-e-il-coraggio-della-liberta/?repeat=w3tc (Accedido el 29 de junio de 2017).

Rossouw, J.E., Anderson, G.L., Prentice, R.L. *et al. Risks and benefits of estrofen plus progestin in healthy postmenopausal womwn.* JAMA, 2002; 288: 321-323.

Sánchez-Caro, J. *Los derechos y deberes de los pacientes en España: perspectiva de futuro.* En: Palacios, M., *Bioética 2000*; Oviedo: Nobel; 2000; 147-159.

Sartea, C. *La dignidad del vulnerable no tiene precio. Lo que puede hacer el bioderecho para salvarnos de la trampa economicista.* Cuadernos de Bioética, 2017; XXVIII: 99-108.

Savic, I., García-Falgueras, A., Swaab, D.F. *Sexual differentiation of the human brain in relation to gender identity and sexual orientation.* Progress in Brain Research, 2010; 186: 41-62

Schiebinger L, Leopold SS, Miller VM. *Editorial polices for sex and gender analysis.* Lancet, 2016; 388: 2841-2842.

Schweiger-Whalen, L, Noe, S., Lynch, S., Summers, L., Adams, E. *Converging cultures: partnering in affirmative and inclusive health care for members of the lesbian, gay, bisexual, and transgender community.* Journal of the American Psychiatric Nurses Association, 2018; Dec 22:1078390318820127. doi: 10.1177/1078390318820127. [Epub ahead of print]

Scotellaro, L. *Hombre o mujer: una diferencia que importa.* Almudi.org. 14 de junio de 2018. https://www.almudi.org/noticias-articulos-y-opinion/12696-hombre-o-mujer-una-diferencia-que-importa (accedido el 4 de julio de 2018)

Seeman, M.V. *Secondary effects of antipsychotics: women at greater risk than men.* Schizophr Bull, 2009; 35(5):937-48. doi: 10.1093/schbul/sbn023

Shao T, Grossbard ML, Klein P. *Breast cancer in female-to-male transsexuals: two cases with a review of physiology and management.* Clin Breast Cancer, 2011; 11(6): 417-9.

Simard, M., Boucher, E., Tremblay, Y. *The influence of Mars and Venus on lung development: implications for biomedical research and beyond.* En: Institute of Gender and Health. What a difference sex and gender make. Vancouver: University of British Columbia, 2012; 8-16.

SINGAL J. *How the faith over transgender kids got a leading sex researcher fired. Science of us.* http://nymag.com/scienceofus/2016/02/fight-over-trans-kids-got-a-researcher-fired.html (Accedido el 20 de enero de 2017)

SMITH, Y.L., VAN GOOZEN, S.H., KUIPER, A.J., COHEN-KETTENIS, P.T. *Sex reassignment: outcomes and predictors of treatment for adolescent and adult transsexuals.* Phycol Med, 2005; 35 (1): 89-99.

SOLEY-BELTRAN, P. Transexualidad y transgénero: una perspectiva bioética. Revista de Bioétioca y Derecho, 2014; 30: 21-39.

SPACK, N.P., EDWARDS-LEEPER, L., FELDMAN, H.A., LEIBOWITZ, S., MANDEL, F., DIAMOND, D.A, VENCE SR. *Children and adolescents with gender identity disorder referred to a pediatric medical center.* Pediatrics, 2012; 129 (3): 418-25.

STEIGER, H., BRUCE K.R. *Phenotypes, endophenotypes, and genotypes in bulimia spectrum eating disorders.* Canadian Journal of Psychiatry, 2007; 52 (4): 220-7.

STEPHEN, M.D., JEHAIMI, C.T., BROSNAN, P.G., YAFI, M. *Sexual precocity in a 2-year-old boy caused by indirect exposure to testosterone cream.* Endocr Pract 2008; 14 (8): 1027-30.

STRANG, J.F., KENWORTHAY L., DOMISKA, A., *et al. Increased gender variance in autismo spectrum disorders.* Arch Sex Behav2014 Nov; 43(8):1525-33. doi: 10.1007/s10508-014-0285-3. Epub 2014 Mar 12.

STREED C.G., HEDLAN H.F., BERTRAM, A., SISSON, S.D. *Assessment of internal medicine resident preparedness to care for lesbian, gay, bisexual, transgender, and queer/questioning patients.* J Gen Intern Med, 2019. https://doi.org/10.1007/s11606-019-04855-5.

TEMBOURY, M.C. *Desarrollo puberal normal. Pubertad precoz.* Rev Pediatr Aten Primaria, 2009; 11 (suplemento 16): 127-42.

TRESGUERRES, J.A. (Coord.) *Fisiología humana.* México: McGrawHill, 2005.

TOORIANS, A.W., THOMASSEN, M.C., ZWEEGMAN, S., MAGDELEYNS, E.J., TANS, G., GOOREN, L.J., ROSING J. Venous thombosis and changes of hemostatic variables during cross-sex hormone treatment in transexual people. J Clin Endocrinol Metab 2003; 88 (12): 5723-9.

TINAHONES, F.J. (Coord.). *Proceso asitencial integrado. Atención sanitaria a personas transexuales en la infancia y adolescencia.* Junta de Andalucía. Consejería de Salud, 2016.

TUDIVER, S., BOSCOE, M., RUNNELS, V.E., DOULL, M. *Challenging «dis-ease»: sex, gender and systematic reviews in health.* En: Institute of Gender and Health. What a difference sex and gender make. Vancouver: University of British Columbia, 2012; 25-33..

VAN KESTEREN, P.J., ASSCHEMAN, H., MEGENS, J.A., GOOREN LJ. *Mortality and morbidity in transexual subjects treated with cross-sex hormones.* Clinical Endocrinology, 1997; 47: 37-342.

VAN KESTEREN, P.J., GOOREN, L.J., MEGENS, J.A. *An epidemiological and demografhic study of transsexuals in The Netherlands.* Arch Sex Behav, 1996; 25: 589-600.

VARGAS, F., FUENTES, M.A., MARCO. M.V., MARTÍNEZ-AEDO, M.J., RUIZ, R. *Pubertad precoz.* Protoc diagn ter pediatr 2011; 1: 193-204.

VÁZQUEZ-SANTIAGO, S., GARRIDO, F. *El enfoque de género en las necesidades de atención sociosanitaria*, Enfermería Clínica, 2016; 26(1): 76-80.

VERDÚ PASCUAL, F.A. *Secreto profesional médico.* Granada: Comares, 2005.

VILCHEZ-BARBOZA, V., MENDOZA-PARRA, S. *Equidad de género en el acceso al sistema de atención de salud: implicaciones para enfermería.* Rev Costarr Salud Pública, 2012; 21: 105-10.

VOSKUHL, R.R., PALASZYNSKI, K. *Sex hormones in experimental autoimmune encephalomyelitis: implications for multiple sclerosis.* Neuroscientist, 2001;7(3):258-70.

WEINAND JD, SAFER JD. *Hormone therapy in transgender adults is safe with provider supervision; A review of hormone therapy sequelae for transgender individuals.* Journal of Clinical & Translational Endocrinology, 2015; 2: 55-60.

WENTE M. *Transgender kids: Have we gone too far?* http://www.theglobeandmail.com/opinion/transgender-kids-have-we-gone-too-far/article16897043/ (Accedido el 15 de febrero de 2017)

WESP, L. *Transgender patients and the physical examination.* En: DEUTSCH, MB (ed.). *Guidelines for the primary and gender-affirming care of transgender and gender nonbinary people.* San Francisco: Universidad de California, 2016; 20-22.

WHITE B. *The link between autism and trans identity.*

https://www.theatlantic.com/health/archive/2016/11/the-link-between-autism-and-trans-identity/507509/ (Accedido el 23 de enero de 2017)

WHO. *Roadmap for action*, 2014-2019. Integrating equity, gender, human rights and social determinants into the work of WHO. Geneve: WHO, 2015. http://www.who.int/gender-equity-rights/knowledge/web-roadmap.pdf?ua=1 (Accedido el 23 de febrero de 2018).

Wierckx, K., Elaut, E., Van Hoorde, B., Heylens, G., De Cuypere, G., Monstrey, S., Weyers, S., Hoebeke, P., T'Sjoen, G. *Sexual desire in trns persons: associations with sex reassigment treatment*. J Sex Med, 2014; 11 (1): 107-18.

Williams ME, Freeman PA. *Transgender health: implications for aging and caregiving*. En: Fredriksen Goldsen, K.I. *Caregiving with pride*. The Haworth Press, 2007; 93-108.

Woodford, M.R., Chonody, J.M., Kulick, A., Brennan, D.J., Renn, K. *The LGBQ microaggressions on campus scale: a scale development and validation study*. Journal of Homosexuality, 2015; 62: 1660-87.

World Professional Association for Transgender Health. *Standars of care for the health of transsexual, transgender and gender nonconforming people*.

http://www.wpath.org/site_page.cfm?pk_association_webpage_menu=1351&pk_association_webpage=4380 (Accedido el 18 de septiembre de 2017)

Zucker K.J. *Gender identity development and issues*. Child and Adolescent Psychiatric Clinics of North America 2004; 13: 551-68.

Zucker K.J., Lawrence, A.A. *Epidemiology of gender identity disorder: recommendations for the standars of care of the World Professional Association for Trnasgender Health*. International Journal of Transgenderism, 2009; 11: 8-18.

Zucker, K.J. *The DSM diagnostic criteria for gender identity disorder in children*. Arch Sex Behav 2010; 39 (2): 477-98.